ピンピンコロリは歯周病の克服から

"1日30分間の歯磨き"で
あなたの健康寿命は延びる！

日本大学客員教授　博士（歯学）
埼玉県北本市開業
阿部 和正

はじめに

あなたは、自分の老後は家族や周りの人に迷惑をかけたくない。できることなら〝ピンピンコロリ〟で……と、思っていませんか？

現代は「人生100年時代」といわれており、介護生活を何年、何十年も続けてまで長生きしたくないとおっしゃる方が、たくさんいます。

私は歯科クリニックを開業して40年が過ぎましたが、現在通院中の患者さんの大半は、むし歯の治療ではなく、歯周病のメインテナンス治療です。そしてここ数年は、80歳から85歳頃に突然お亡くなりになるケースに遭遇しています。

最も多いのは、ご夫婦で通院されていて「先日、主人（妻）が急に亡くなりました」というご報告を受けて、スタッフ共々「えっ！　先月来たときは元気だったあの方が？」と、びっくりします。

また、「先日、母（父）が急に亡くなりました。長い間、大変お世話になりました。次回の予約はキャンセルして下さい」と、家族から電話が入ることもあります。

いずれも毎月欠かさず元気に来院され、とくにこれといったご病気はなく、お口の健康状態も良かった患者さんです。寂しい気持ちとともにご冥福をお祈りしながら「これが、ピンピンコロリというものなのかな……」と、最近感じています。

歯科の健診や予防に向けた取り組みは「健康寿命の延伸に資する。」

国はこれをはっきりと認めていますし、多くの日本国民も、歯の健康が全身の健康に繋がることを知っています。

数十年前は、治療が終わって「予防のために、次回は歯磨きの練習をします」とお伝えしても、定期検診の葉書を差し上げても、来院する患者さんはほとんどいませんでした。歯科医院の増加、子どものむし歯の激減、平成元年から始まった「８０２０運動」の普及や、歯周病が糖尿病や誤嚥性肺炎など多くの全身疾患に影響することが社会的に話題になったことで、口腔ケアに対する意識が徐々に変化していったのです。

しかし……それだけで、口腔ケアのモチベーションを維持できるものでしょうか？

「口腔ケアが大事なのはわかるけど、面倒臭い」

それが、普通の感覚です。

しかし当クリニックでは、先に述べたようにメインテナンスで通院される患者さんが多く、

「面倒臭いけど、大事なことだからちゃんとケアしよう」

という気持ちを持ち続けてくださっています。そこには何か理由があるような気がしていました。私はとくに歯周外科や再生療法が得意というわけではありませんし、特別な努力をしたり、新しい医療機器を導入したわけでもありません。「この人の歯が、良くなりますように！」と願い、思いを込めて歯の治療やお口のクリーニングをしていたら、いつの間にかメインテナンスの患者さんが増えていたのです。

患者さんが口腔ケアに前向きに取り組める理由——それが何であるかがわかり、広くお伝えすることができれば、もっと多くの人々が自身のお口の健康を維持できるようになるはずだ。そう考えて、考えて——ある日、ふと閃きました。

あくまで私の独断と偏見ですが、当クリニックの患者さんは「３つの感動」を体験しているからではないかと。

一つ目の感動は、初めて術者磨きを受けたときです。

当クリニックでは「システマ」という歯ブラシで、歯科衛生士によるブラッシング指導を受けていただきます。はじめに歯科衛生士がお手本として患者さんの歯を磨いたとき、

「こんなにもスッキリするんですね！」

「もっと早く教わっておけばよかった！」

「うちの主人にも教えてもらえますか？」

と、ほとんどの患者さんが驚き感動しています。その後、患者さん自身にも練習していただきます。


二つ目は、月に1回のメインテナンス（クリーニング）治療です。

毎日歯磨きを頑張っていても、１００％キレイになることはありません。また、ブラッシング指導を受けた時の感動は次第に薄れてしまい、長続きしません。

そこで月に1回、指導後のフォローや磨き残しのチェックの他に「超音波スケー

ラー」という機器を使って、歯周ポケット内とお口全体を３０分間ほどかけてクリーニングし、歯磨きでは得られない爽快感を味わっていただきます。歯面の着色・黄ばみなども同時にキレイにするため、「食事して汚すのがもったいない」とおっしゃる患者さんもいます。

自分の歯磨きだけでは物足りなくなり、超音波スケーラーでのクリーニングを欲する気持ちは、私が月に1回散髪に行き、さっぱりしたくなることと似ている気がします。

三つ目は、日頃の自分自身でのブラッシングや月に1回の通院により、効果が確実に出ていることを実感したときです。

メインテナンスを始める前と、数カ月経ってから撮影したレントゲン画像を見比べてもらい、溶けていた骨が少し回復していることを説明します。すると患者さんは「すごい、本当に治ってる!」と感動し、「これからも続けます」と力強く宣言してくださいます。

これらの感動がステップごとにあるからこそ、モチベーションが維持され、毎月のメインテナンスに通ってくださり、日々のブラッシングも続けることができているのではないか。私はそう確信しています。

歯周病治療では、患者さんに本気で治そうという動機付け（モチベーション）をいかに持っていただくかが、極めて大切です。たとえばカウンセリングルームで３０分間、歯周病についてＰＣスライドや模型で丁寧に熱く語り、大切なことを理解していただいても、実際に行動に移してもらえるかどうかは疑問です。

今は「感動が人を動かす」と信じ、結果が出ることによって継続が可能であると、スタッフ共々頑張っています。

そのため本書では、歯周病を発症しやすい４０歳以降の、どちらかといえば高齢者向けに、歯周病のメインテナンス治療を継続するために必要な「３つの感動」を深堀りしてお伝えします。

また、メインテナンスについて「何のために」、「どのような方法で」、「何をやって」、

「どうなるのか」も、詳しくご説明します。ただ黙ってメインテナンス治療を受けるだけではなく、その行為の意味や意義を理解していただくことで、よりモチベーションが高まるのではないでしょうか。

さらに、自己防御力（免疫力）を高める方法についてもご説明します。

歯周病に限らず、自己防御力は病気を防ぐ要です。自己防御力を上げる方法はいくつも存在しますが、具体的に何をしたらいいのか、何が効果的なのかわからず、多くの人は迷っているのではないでしょうか。

そこで、当クリニックの待合室に掲示し、お勧めしているいくつかの方法をご紹介します。

歯周病がたくさんの全身疾患に関係することがわかってきた今、しっかりと歯周病のメインテナンス治療を続けることにより、歯周病を克服して、歯周病による全身疾患のリスクをなくし、健康寿命を延ばして〝ピンピンコロリ〟を目指そうではありませんか。

誤解しないでいただきたいのは、本書は当クリニックの患者さんを増やすために出版するのではありません。そもそも当クリニックはチェアが3台しかありませんし、私も高齢のため、これ以上患者さんを増やすことは難しいのです。

歯周病の治療や予防に力を入れている歯科医院は、全国にたくさんあります。多くの歯科医師は、保険診療・自費診療のどちらであっても、診断方法、診療計画、診療時間、使用器具、薬剤等それぞれ独自に工夫し、患者さんが定期的に来院され、治療に満足してくれることを目指しているでしょう。

医院によって独自のやり方がありますし、本書でお伝えする方法よりも、もっと良い方法を実践されている医院もたくさんあります。

ですから、どのような形でも構いません。本書を手にとってくださった方が、とりあえず毎日の歯磨きや、定期的にメインテナンスに通うことを前向きにとらえてくださり、現在のかかりつけ歯科医院に相談したり、決まった通院先がなければ新たに信頼できる歯科医院を探して、自身の歯を一本でも多く残し、人生を豊かに過ごしていただけたら幸いです。

さらには歯周病治療を通して身体全体の健康にも気を配り、自己防御力を維持するために心身のケアを行う習慣を、ぜひ身につけてください。後半には、私や家族、親戚が効果を実感し、生涯にわたって健康寿命を延ばすための「とっておきの治療」もご紹介しますので、ご期待ください。

目次

第3章

〝歯ブラシ二刀流〟の健康歯磨き

第4章　健康歯磨きを続けている人たち

第5章　**歯周病を日常的に予防し、全身の健康維持のために**

目次

第6章　歯科医療に想う――「良い歯科医院」とは

第1章　まずは知ってほしい「歯周病になる原因」

最近は洗口剤やフロスを使って、丁寧に歯磨きをする人が増えています。

それでも、実は40歳以上の8割の人が歯周病に罹っています。

これは、歯周病や歯周病の予防に対する誤解が生じているためです。

本章では歯周病予防に効果がある歯磨き方法をお伝えする前に、知っておいていただきたい歯周病の知識についてお話しします。

日本人の歯周病予防の意識は低い

「次は歯磨きの練習をするので、歯ブラシを持ってきてくださいね」

昔、むし歯の治療を終えた患者さんにそう言うと、大抵は来なくなってしまいました。高度経済成長期はほとんどの社会人が当たり前のように長時間労働に従事していため、歯の治療にかまけている時間などなく「歯医者は痛いところだけ直してくれればいい」という感覚だったのです。中には「治療は面倒くさいから抜いてくれ」という患者さんもいました。

稀《まれ》に、ブラッシング指導を受けてくれる患者さんもいましたが、歯ブラシは持ってきませんでした。おそらく、毛先が広がった歯ブラシを使っているため「歯医者には見せられない」と思ったのでしょう。その場合は歯ブラシを自院で購入してもらい、「頑張りましょうね」と励ましたのですが、長くは続きませんでした。

とはいえ、私自身もむし歯の治療や、入れ歯、被せ物の治療の忙しさにかまけて、歯周病のメインテナンスにはあまり力を入れずにやってきてしまいました。

それから数十年が経ち――かつてバリバリと働いていた人たちは、みな高齢者になりました。

そのお口の中は、どうなったと思いますか？

ご想像の通り、多くの人は自分の歯をほとんど失ってしまいました。総入れ歯を入れているか、部分入れ歯になっているかです。

歯科医師としては嘆かわしい結果となってしまいましたが、その反作用が起こりました。

現在の40~60代の人たちは、その人たちの子ども世代にあたります。親が口を開けて、入れ歯を着けたり外したりする姿を見て「あんな風になりたくない」と思ったのか、歯医者が何も言わなくても、自分の歯を大切にしようという気持ちをすでに持っているように感じます。

加えて、1989年から始まった「8020運動」の普及によって歯に対する人々の意識が徐々に変わってゆき、2016年には「自分の歯が20本以上残っている80歳」の割合が50％以上となりました。

さらに、歯周病が糖尿病をはじめとするさまざまな全身疾患に影響を与えていることが明らかとなり、世間の耳目を大いに集めるようになりました。

それでも、歯周病患者が劇的に減ったわけではありません。頭でわかっていても、なかなか行動できないのが人間だからです。

とくに昭和生まれの人間は「歯科医院は、歯が痛くなったら行くところ」という意識が根強く残っています。「あなたは歯周病ですから、メインテナンスをしっかりやっていきましょう」と言うと、「むし歯の治療が終わったのに、まだ稼ごうとする。がめつい歯医者だ」という噂が広がったり、その場で患者さんに怒鳴られたという先生もいます。

若い世代であっても、アメリカやヨーロッパのように「歯が痛くならないように、失わないように、定期的にメインテナンスに通う」という感覚は、まだ浸透していません。

「歯は大切」とわかっているのに、つい軽視してしまうのです。

40歳以上の人の8割が歯周病に罹患している理由

「歯周病になっています。治すために、しっかり歯磨きをしましょう」

そう告げると、多くの患者さんは驚きます。

20本以上の歯を有する者の割合の年次推移

（％）

年齢階級（歳）	平成5年（1993年）	平成11年（1999年）	平成17年（2005年）	平成23年（2011年）	平成28年（2016年）
40〜44	92.9	97.1	98.0	98.7	98.8
45〜49	88.1	90.0	95.0	97.1	99.0
50〜54	77.9	84.3	88.9	93.0	95.9
55〜59	67.5	74.6	82.3	85.7	91.3
60〜64	49.9	64.9	70.3	78.4	85.2
65〜69	31.4	48.8	57.1	69.6	73.0
70〜74	25.5	31.9	42.4	52.3	63.4
75〜79	10.0	17.5	27.1	47.6	56.1
80〜84	11.7	13.0	21.1	28.9	44.2
85〜	2.8	4.5	8.3	17.0	25.7

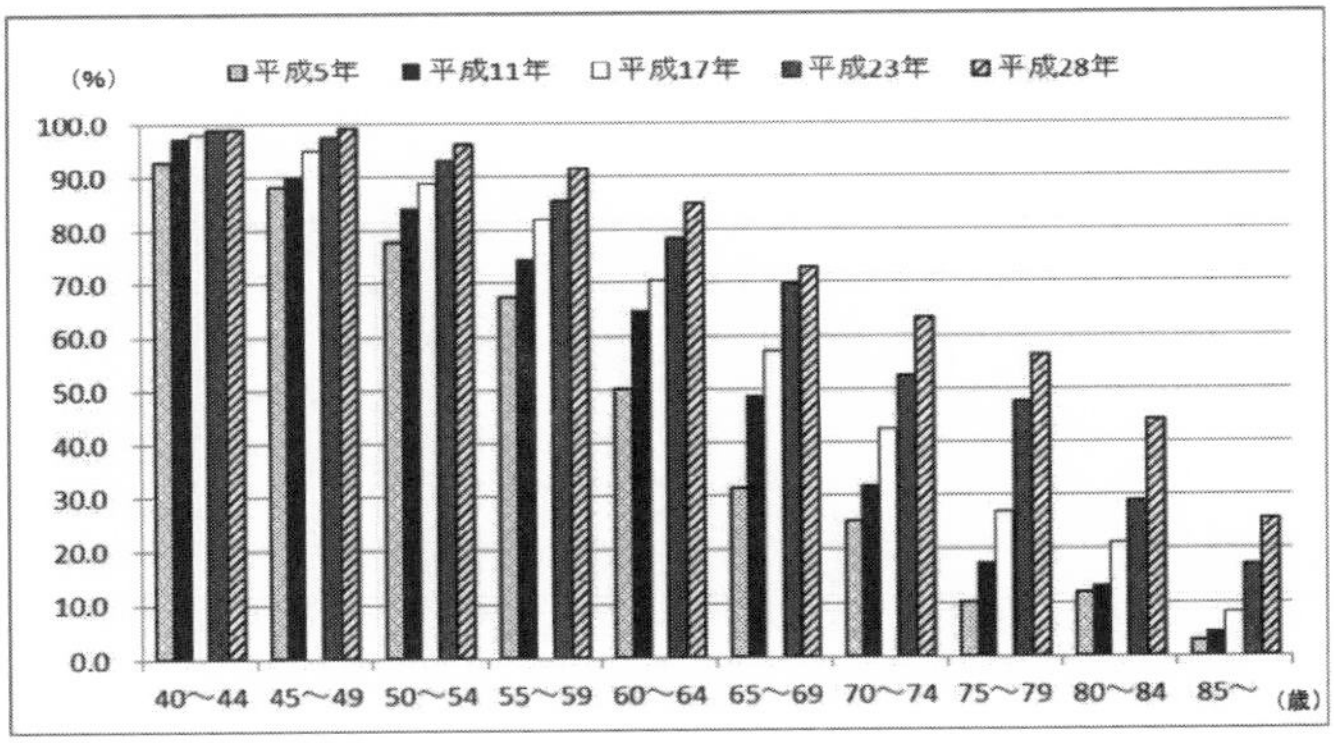

厚生労働省『平成 28 年　歯科疾患実態調査　別添　結果の概要』
https://www.mhlw.go.jp/toukei/list/dl/62-28-02.pdf

「歯磨きで血が出たことがないのに？」

「歯ブラシとフロス、うがい液も使って毎日丁寧に歯磨きをしているのに、どうして歯周病になるんですか？」

これらの疑問は、歯磨きと、歯周病に対する大きな誤解から生じています。

■「歯磨きしても血が出ない」のは歯ブラシが届いていないから

「私は歯磨きをしても全く血は出ません」とおっしゃる方がいます。そのような方は歯だけを磨き、歯ブラシが歯肉に当たっていない場合があります。

歯周病は、歯と歯肉の境目にある溝のような部分、歯周ポケットに溜まった歯垢が原因で発症します。

歯垢はただの汚れではなく、細菌の塊です。細菌が吐き出した毒素に歯肉が感染して、炎症が起こるのです。

この歯周ポケットは、健康な人でも2ミリ程度の深さがあります。

ブラッシング指導を受けたことがある人は

「歯の表面だけではなく、歯と歯ぐきの境目をしっかり磨きましょう」

と言われたことはありませんか？

それは、歯周ポケットに溜まった歯垢を取り除くためには、歯ブラシを当てる角度や毛先の細さが重要だからです。

そして、歯科医師や歯科衛生士であっても、１００％完璧な歯磨きはできません。どれほど丁寧に磨いても、必ず〝磨き残し〟は生じます。

自分で「磨いているつもり」でも、実際は磨けていない。歯肉に炎症があっても歯ブラシが届いていないから、出血しないだけなのです。

■洗口剤では歯垢を除去できない

「洗口剤でうがいをすれば、口の中を隅々まで殺菌してくれる」

そのように感じるかもしれません。確かに、歯の表面と、歯周ポケットの入り口くらいに付着した菌は、殺菌されます。ですが、歯周ポケットの中までは、洗口剤は届きません。

さらに言えば、洗口剤で歯垢を取り除くことはできません。

なぜなら、細菌の塊である歯垢には厚みがあります。表面だけ殺菌できても、その下にはまだたくさんの細菌が詰まっています。一時的に菌の数を減らすことはできますが、すぐにまた増殖します。

歯垢を取り除くためには、歯ブラシで物理的に磨くしかないのです。

■40歳を越えると免疫力が落ちてしまう

子どもは歯磨きを疎かにしてむし歯になることはあっても、歯周炎には滅多になりません。歯周病、歯槽膿漏といえば、中年以降の病気というイメージがあるでしょう。

一般に免疫力は20歳頃をピークに年々下がり、40歳頃にはピーク時の約半分に落ちてしまうと言われています。

人間の口の中には、常に多くの細菌が住んでいます。その中でも歯周病の原因となる菌を総称して「歯周病菌」と呼んでいます。

体に十分な免疫力があれば、歯周病菌の攻撃にしっかり耐えて、健康な口を維持で

防御力（宿主側）と感染力（微生物側）の関係

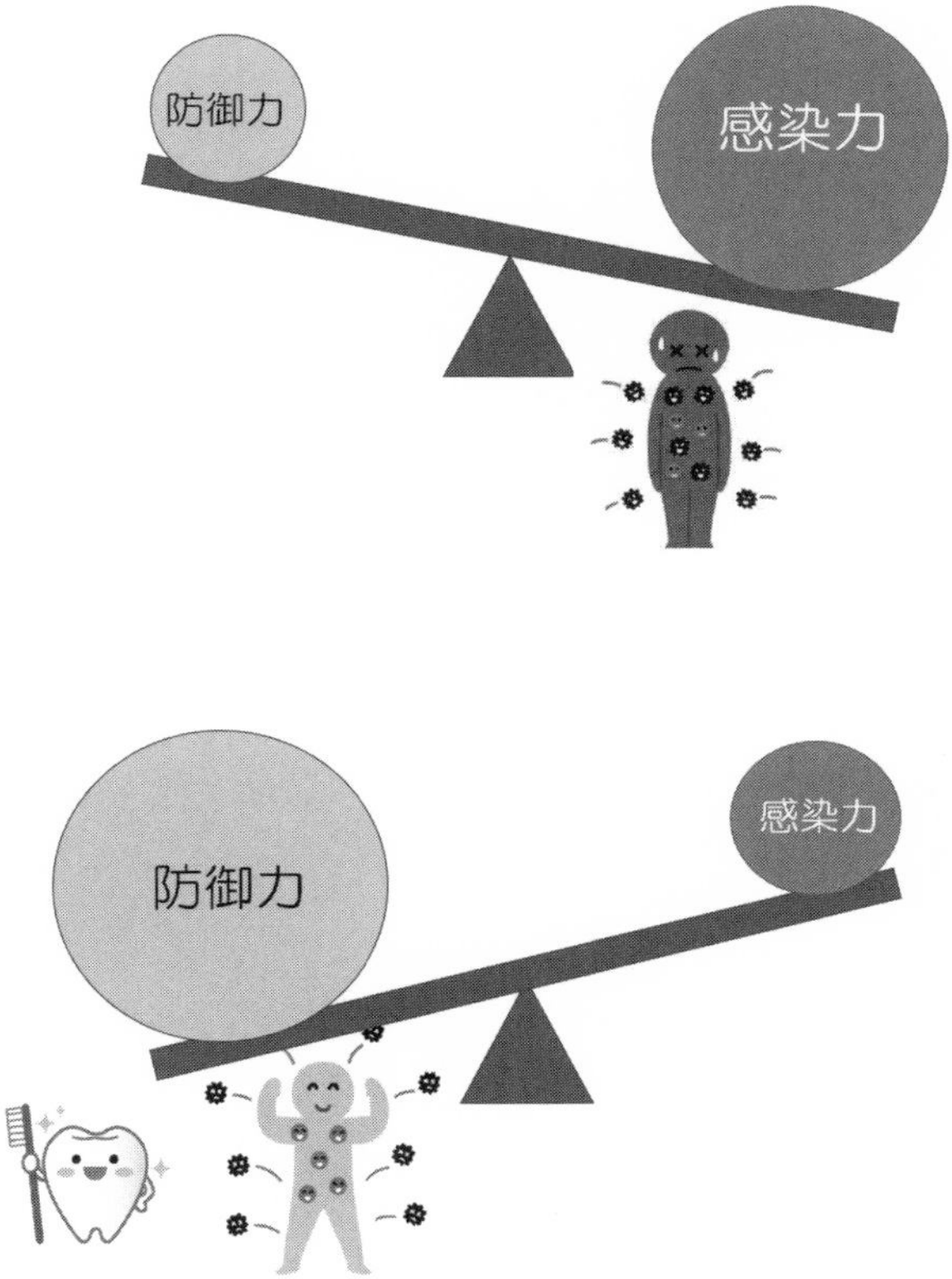

きます。ところが、睡眠不足が続いたときや疲れが溜まっているとき、不摂生を続けてしまったときなどは免疫力が落ちるため、一時的に歯肉が腫れたり、歯磨きで出血したりします。

つまり歯周病の予防には、免疫力の維持が肝要なのです。

歯磨きをサボって口の中の歯周病菌が増えても、若い頃は高い免疫力で防御できました。しかし４０歳以降は免疫力が落ちていくため、同じような歯磨きでは歯周病菌に負けてしまいます。

仮に４０歳までの歯磨きが９０点であったなら、５０歳では１００点に、６０歳では１１０点に……と、年齢を重ねて免疫が落ちたぶん、歯磨きによる歯垢除去能力をどんどん上げていく必要があるのです。

もちろん、個人差はあります。高齢になっても高い免疫力を保っている人はいらっしゃいますし、若くても病気や体質などによって免疫力が低い人もいるでしょう。

「４０歳を越えると」は、あくまで目安です。免疫力の低下とともに歯周病にかかりやすくなるということを、覚えておいてください。

■痛みがないから放置してしまう

ほとんどの場合、歯周病になっても痛みはありません。そのため発症していることに気付かなかったり、気付いていても「自分は大丈夫だろう」と楽観視して放置してしまいがちです。

その結果、**４０歳以上の人の８割が、自覚がないまま歯周病に罹患しているのです。**

これは本当のことです。

定期的にメインテナンスを受けて、毎日しっかり口腔ケアをして、自分の歯を大事にするようになる。

そのキッカケの多くは、残念なことに「自分の歯を失い、これ以上なくしたくないと思ったから」です。「若い頃からしっかりケアをしておけばよかった」という後悔の念からメインテナンスに通っている人が、ほとんどなのです。

ですから後悔する前に、歯を失う前に、しっかりとケアしてほしいのです。

歯周病とは、顎の骨が溶ける病気である

歯周病の一般的なイメージは、

・歯肉が赤く腫れたり、ブヨブヨする
・歯肉から出血する
・歯がグラグラになる

このようなものでしょう。

そのため歯周病＝歯肉の病気と考えている人が多いようです。また、歯肉炎と歯周病を同じ病気と思っている人も多いのではないでしょうか。

歯肉炎は、歯周病の初期段階です。歯周ポケットに歯垢が溜まり、歯肉が腫れてブヨブヨしたり、歯磨きの際に血が出ることもあります。ですが、痛みはほとんどありません。歯磨きでしっかりと歯周ポケットの歯垢を除去すれば、徐々に回復していきます。

歯肉炎が悪化すると、歯周ポケットがどんどん深くなっていきます。このため「歯

歯肉炎・歯周病の進行

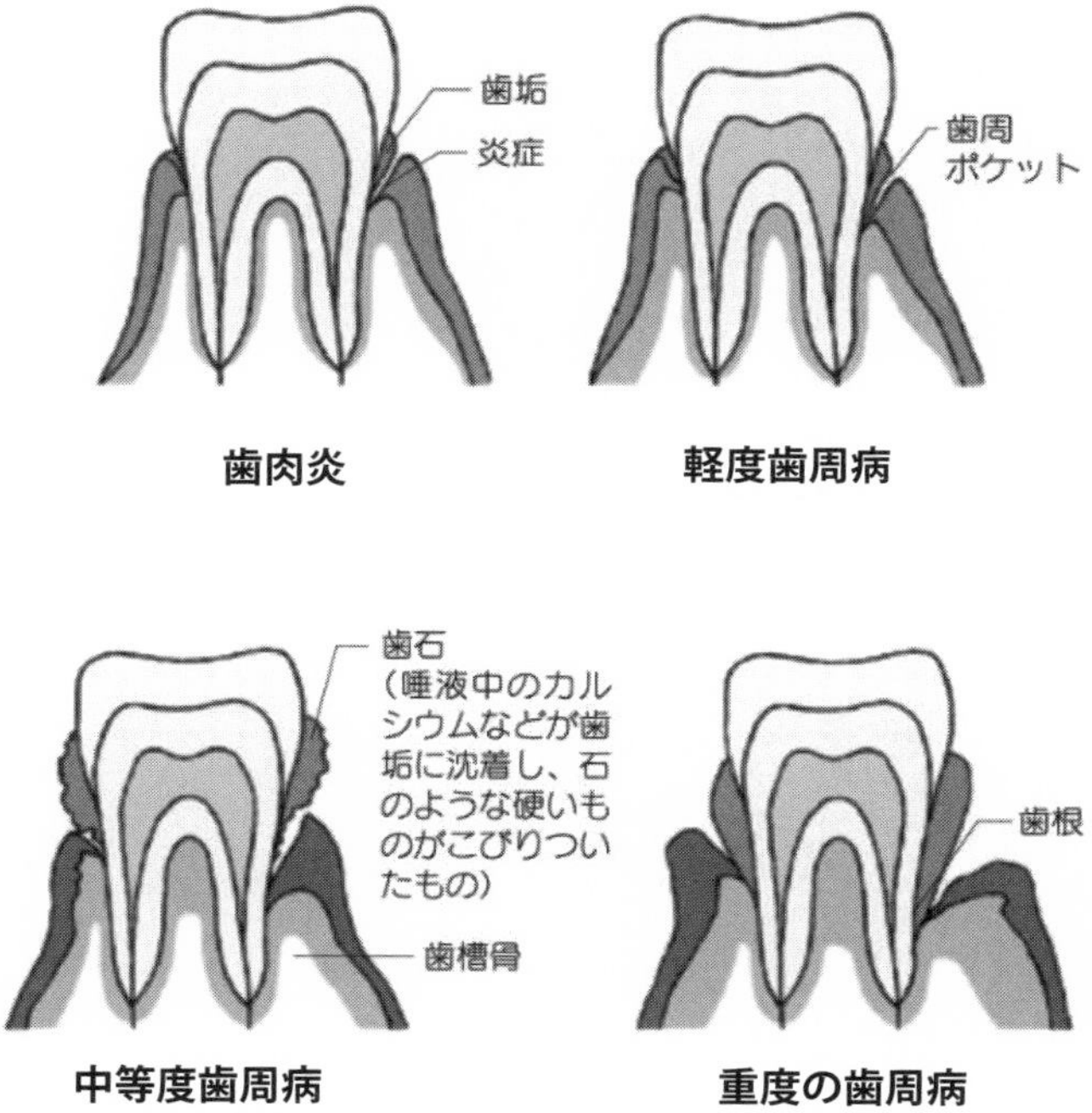
歯垢
炎症
歯肉炎
歯周
ポケット
軽度歯周病
歯石
（唾液中のカルシウムなどが歯垢に沈着し、石のような硬いものがこびりついたもの）
歯槽骨
中等度歯周病
歯根
重度の歯周病

ぐきが下がった」または「歯が伸びてきた」ように見えます。また、朝起きた時に口の中がねばついていたり、口臭が気になったり、冷たいものが滲みることもあります。この段階でレントゲンを撮ると、歯肉の下にある骨が溶けていることがわかります。この状態が歯周炎で、一般に歯周病と呼んでいます。

歯周病とは、顎の骨が溶ける病気なのです。

歯を支えているのは、歯肉の中にある歯槽骨という顎の骨の一部です。歯肉の炎症がひどくなると、細菌は骨を分解する物質を出し、骨を溶かしてしまいます。骨のダメージが大きくなると、歯がグラグラするようになり、膿が出てきます。昔よく言われていた「歯槽膿漏」のイメージは、この段階が近いかもしれません。そのまま症状が進んでしまえば、最終的には歯が抜け落ちてしまいます。

このため、歯肉の炎症がおさまっても「歯周病が治った」とはいえません。歯科の世界では、歯肉炎の治療には「治癒」というゴールがありますが、歯周病の治療には「治癒」がなく、「症状安定」が最終的なゴールとなっています（最近は「一部治癒」

はある、という考えが出てきましたが……)。

ただし、歯肉が健康な状態に戻れば、それ以上骨が溶けることはありません。そのため私は、100%治らないとしても「この状態を維持できれば大丈夫」というレベルにはできると考えています。

・溶けていた骨が、それ以上溶けていない
・歯肉が健康なピンク色になっている
・歯肉がタイヤのゴムのように引き締まり、硬くなっている

この状態を維持することは、容易ではありません。だからこそ、定期的なメインテナンスが必要なのです。

歯周病の治療・予防を実現する3要素

歯周病の治療には、歯肉を健康な状態まで回復させ、そのまま維持することが重要です。

しかし、口の健康を安定させることは、簡単ではありません。先ほど述べたように、口の中には常に多くの細菌が住んでいるため、自身の免疫力が落ちればたちまち菌の攻撃に負けて荒れてしまいます。

睡眠不足が続いたとき、疲労がたまっているとき、強いストレスにさらされているときなどは、しっかりと歯磨きをする余裕がなくなってしまい、歯周病菌の数が増えてしまいます。また、そうしたときに歯ぎしりや噛み締めが出たり、喫煙者ならタバコの量が増えたりもするでしょう。

私は、歯周病は生活習慣病だと考えています。今日は何も問題なかったとしても、来週や来月、生活や仕事が忙しくなれば、口の中の状態も変わってしまいます。

そこで、定期検診が重要になります。当クリニックでは毎月メインテナンスを行い、次の3点を患者さんがコントロールできるよう努めています。

(1) 炎症

歯肉の炎症の有無を、歯科衛生士がしっかりチェックします。

炎症を起こしている部分、または磨き残しによって炎症が起きそうな部分があれば重点的に清掃し、ブラッシングによる歯肉マッサージを行います。そして、患者さんが自宅でも同じことができるよう、効果的な歯磨きのやり方をお教えします。

口の中を清潔に保つことで歯肉の炎症を防ぐことはもちろん、炎症が起きてしまっても毎日の歯磨きによって早期回復できるよう、習慣づけを目指しています。

(2) 力

口の中の状態を診て、必要に応じて噛み合わせのチェックを行います。

歯周病の主な原因は口の中の細菌ですが、正しくない噛み合わせや、噛み締めや歯ぎしりなどによって強すぎる力が歯にかかると、歯肉や骨にダメージを与えてしまいます。

歯にかかる力が適切ではない場合は、噛み合わせを調整する治療を行ったり、マウスピースなどを用いたりして、力加減をコントロールすることが重要です。

（3）体調

口の中の細菌に感染しないためには、体調を万全にして、免疫力を維持しなくてはいけません。しかし私たちは日々変化する環境の中にいるため、思い通りにならないことがたくさんあります。

仕事の繁忙期で残業が何日も続いた、上司と意見が合わず職場でいつもイライラしてしまう、喫煙量が増えてしまった、子どもや孫の学校行事に参加して休日なのに疲れてしまった……等々。

このような環境で免疫力が下がり、細菌が増殖して口の中が荒れてしまったときこそ、しっかりと歯磨きをしなくてはいけません。しかし、体調が悪い時はそこまで余裕がありません。ですから、せめてそれ以上は悪くならないよう「ここだけでいいので、頑張りましょう」と、そのときの患者さんの状態をできるだけ把握し、可能な範囲で無理なく口腔ケアができるよう、アドバイスをします。

また、口の中の状態を見れば、本人は気づいていなくても「疲れている」「あまり余裕がない」ことがわかります。その際は本人に気づきを促し、無理をしないように言葉をかけます。

歯周病の治療や予防は、口の中だけはなく、全身の調子や体調への悪影響を考慮して、ベストコンディションに少しでも近づくようにコントロールしていかなければいけないのです。

歯周病は本人の免疫力で治す

実は、歯周病は「歯科医院に通っていれば治る」病気ではありません。

一般的に歯周病は、歯科医師が「歯周病治療ガイドライン」に則って診療を進め、治癒に近づけていきます。しかし、歯科医師にできるのは歯周病の「治療」までです。歯周病を「治癒」する——治す力は、患者さん自身に備わっています。

歯科医師がどれほど歯周ポケットの掃除や外科治療、薬の塗布などの治療を施しても、患者さんは毎日ご飯を食べますから、そのたびに口の中が汚れてしまいます。ですから、毎日の歯磨きが十分にできていなければ、歯周病は治りません。また、毎日きちんと歯磨きをしていても、体調が整わず免疫力が低下したままでは、やはり改善しません。

免疫力を高め、しっかり歯磨きをする。

これが歯周病治療の柱です。

歯磨きのやり方は次の章で、免疫力を高めるための方法は第5章で、詳しくお話しします。

◎第1章のまとめ

・４０歳以上の８割の人は歯周病になっているが、痛みがないため自覚していない。
・歯周病とは、歯を支えている顎の骨の一部が溶ける病気である。
・歯垢を１００％落とす歯磨きは、歯科医師や歯科衛生士にもできない。
・ストレスや体調不良などで免疫力が落ちれば、歯周病のリスクが高まる。

第2章 メインテナンスで得られる3つの感動

定期的に歯の検診を受けて、毎日の歯磨きをしっかり続けられる人と、それができない人の違いは、どこにあるのでしょうか。

歯科のメインテナンスとは「むし歯の検査」と「歯の掃除をする」だけではありません。「自分の歯を大事にケアするための行動」に、大きく貢献しているのです。ひいては全身の健康にも繋がり、老後のＱＯＬ（生活の質）に大きな影響を与えます。

本章では、メインテナンスの意味と、当クリニックの患者さんが継続的にメインテナンスに通ってくださる理由——３つの感動について、詳しくご説明しましょう。

歯科におけるメインテナンスの意味

日本歯科医師会『歯科医療に関する一般生活者意識調査』（２０２０年）の統計によると、「若い時からもっと歯とお口の健康に気をつけておけばよかった」と、４人中３人が後悔しています。

歯の検診や治療に限らず、毎日適度な運動をしたり、糖分や塩分を控えめにするなど「健康のために大事だとわかっているのにできない」ことは、たくさんあるのではないでしょうか。

現代人は忙しいため「とくにいま困っていない」事柄には優先度を下げてしまう傾向があります。痛い目に遭わなければ、目が覚めないのです。

しかし、痛い目に遭ったときは往々にして、取り返しのつかない状態になっています。

だからこそ、次の二つが重要なのです。

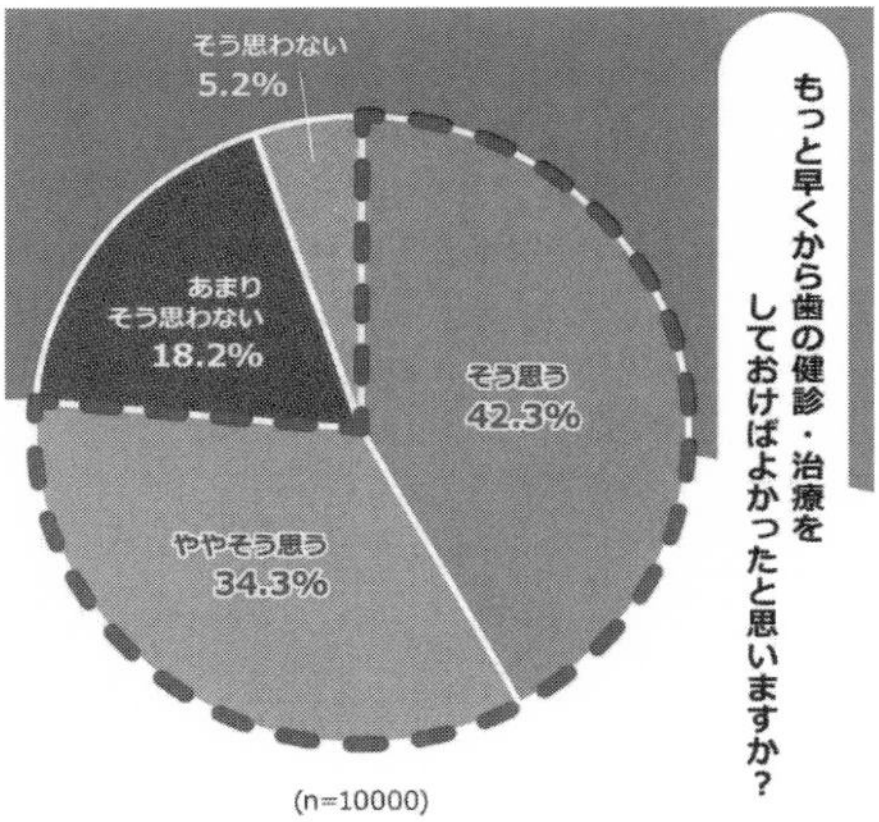

出典：日本歯科医師会「歯科医療に関する一般生活者意識調査（2020）」

歯周ポケット（4mm 以上）保有者と歯肉出血「あり」の割合

2016 歯科疾患実態調査、口腔診査受診者のみ

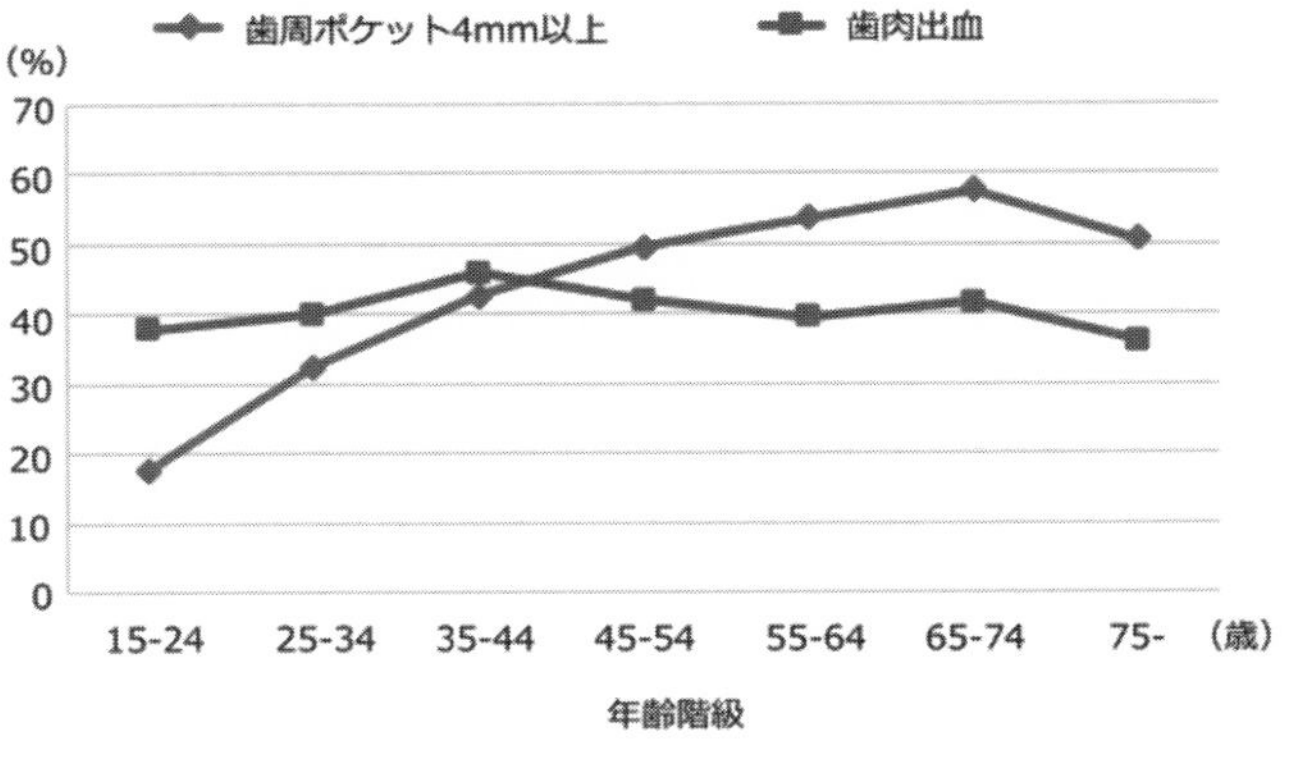

厚生労働省 e- ヘルスネット［情報提供］
https://www.e-healthnet.mhlw.go.jp/information/teeth/h-03-004.html

・早めにケアを始める〝きっかけ〟を得る
・継続的にケアを続けられる〝モチベーション〟の維持

当クリニックのメインテナンス初期の目的は、まさにここにあります。ブラッシング指導を受けていただくことで患者さんにきっかけを与え、定期的なメインテナンスを勧めることでモチベーションの維持に貢献することを目指しているのです。

そもそも歯科におけるメインテナンスとは、歯周病やむし歯などの治療によって歯周疾患が治癒した状態を長期間維持するための、健康管理を指します。

この健康管理には、2つの種類があります。

ひとつは、本人が行う毎日の歯磨き（ホームケアまたはセルフケア）。

もうひとつは、歯科医師や歯科衛生士が行う専門的口腔ケア（プロフェッショナルケア）です。

歯周病はとても再発しやすく、少し油断してブラッシングを怠るだけで、たちまち炎症が始まります。そのため、再発防止にはこの２つのケアで健康管理を徹底する必要があります。

「自分の歯を大切にする気持ちでしっかりホームケアをしていれば、歯周病は予防できるのでは？」

「メインテナンスの大切さを理解し、定期的に通院していれば問題ないのでは？」

そうではありません。

１章でお伝えしたように、本人の歯磨きのみで歯垢を１００％除去することは、歯科医師や歯科衛生士にもできません。ホームケアには限界があるのです。

そして、プロフェッショナルケアにも限界があります。歯科医院で口の中をキレイにクリーニングしても、帰宅して食事をすれば、すぐに汚れてしまいます。

ホームケアと、プロフェッショナルケア。どちらも重要であり、片方だけでは歯周病を予防できないのです。

ところで、歯周病のメインテナンスといえば一般的には３カ月、あるいは６カ月に一度行う歯科医院が多いでしょう。当クリニックでも、すべての歯の歯周ポケットの深さが3ミリ以下のときは、3カ月あるいは6カ月ごとに行っています。

しかし、初診の段階で4ミリ以上の深さの歯周ポケットが数歯以上ある、または5ミリ以上の歯がある患者さんに対しては、治療計画の段階で毎月メインテナンスを行うようにしています。

とくに免疫力が落ちている50歳以上の患者さんや、30~40代であっても重度の歯周病を患ってしまった患者さんは、毎月メインテナンスを行ったほうが良い結果が得られることを、これまでの経験から学んだためです。

メインテナンスの流れ

セルフケアについては、次の章で詳しくご説明します。

ここでは、歯科のメインテナンス（プロフェッショナルケア）について、当クリニックで歯科衛生士等が実際に何をどのように行っているのか、ご説明しましょう。

①口腔状態を口頭で確認

来院して治療台に座っていただくと、まず、歯科衛生士がこの1カ月間の生活状況やお口の状態がどうだったか、詳しくお尋ねします。その後、お口を開けていただき、課題のある歯や、患者さんがいま気になっているところを注視しつつ、全体をくまなくチェックしていきます。

②歯肉表面のチェック

歯肉の色、形、引き締まり具合、硬さなどを確認します。

健康な歯肉の外見とは、うすく白みがかったピンク色で、歯と歯の間は引き締まった三角形をしています。炎症が起こったときのようなブヨブヨ感や光沢はありません。

通常、練習した通りの歯磨きを毎日コツコツと6カ月以上続けていれば、ほとんどの方は角化と線維化が進み、タイヤのゴムのように硬くキュッと引き締まった歯肉になり

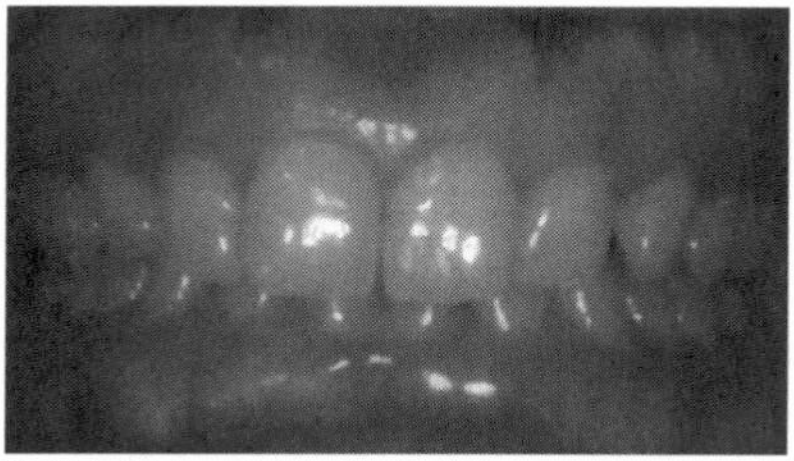

健康な歯肉。白黒でわかりにくいですが、炎症がまったくなく、硬く引き締まり、薄いピンク色をしています。

ます。

歯磨きをサボると炎症が起こり、歯肉は膨らみ、色も赤味が増していきます。初期であれば毎日の歯磨きで回復できるため、ブラッシング指導の際に「汚れを落とすための歯磨きだけではなく、歯肉の血の巡りを良くするために、長い時間マッサージしてください」とお伝えし、念入りに磨くよう促します。

③歯周ポケットのチェック

メインテナンス中は3カ月に1回、歯周ポケットの検査を行います。その結果が歯周病治療における重要な指標となります。

歯周病の進行具合を確かめる「歯周基本検査」では、「ポケット探針」という器具の先端の目盛り部分を歯の根に沿って歯周ポケットの中に入れて、深さを測ります。歯周ポケット内に歯石があれば、それを触知することもあります。

同じ歯であっても、歯の舌側や頬側（健康歯肉では1～2ミリ）、隣の歯との間（同2～3ミリ）など、歯周ポケットの深さは場所によって違います。そのため、一本の歯に対して歯の周りをトントントン、と歩くように探針を差し込んでいきます。そうして一番深い場所の数字を、その歯の歯周ポケットの測定値として記入します。

正しく測定するためには、針の先端が歯周ポケットの底に触れる必要がありますが、歯周ポケットの中は見えないため、針の先端が底部に触れているかどうかは、指先の微妙な感覚で判断するしかありません。「舌側は4ミリ……隣接面は5ミリ……頬側は2ミリ……」と、歯周ポケットの深さを文字通りミリ単位で調節しながら、患者さんの歯を一本ずつチェックしていきます。

■痛みについて

この探針を歯周ポケットに入れられたとき、「痛い」と感じたことがある人は、少なくないでしょう。歯周ポケットに炎症がある場合は、痛みが生じることがあります。

ただし、挿入時の圧力は約20〜25グラムです。「歯ブラシを歯に当てても毛先が広がらないくらいの弱い力」がおよそ150〜200グラムのため、かなり弱い力であることがわかるでしょう。

新人歯科衛生士はこの圧力を身につけるため、自分の手の指の爪の深さを、ポケット探針で痛くないくらいの力(約20グラムと言われています)で計る練習をします。

■出血について

歯周ポケットの深さを測定すると同時に、出血の有無も確認します。炎症があると出血が起こりやすくなるためです。

比較的ポケットの浅いところに炎症があるときは探針を外すとすぐ出血が見られ、深いところに炎症があるとしばらくしてから出血すると言われています。

ただし、出血は炎症のサインだけではありません。

実は歯周病菌の餌《えさ》は、血なのです。

血液の中にあるたんぱく質とヘモグロビン中の鉄分が大好物で、餌を毎日たくさんもらえると、どんどん繁殖します。普段の歯磨きや、爪楊枝を使ったときに血が出る方は、要注意です。

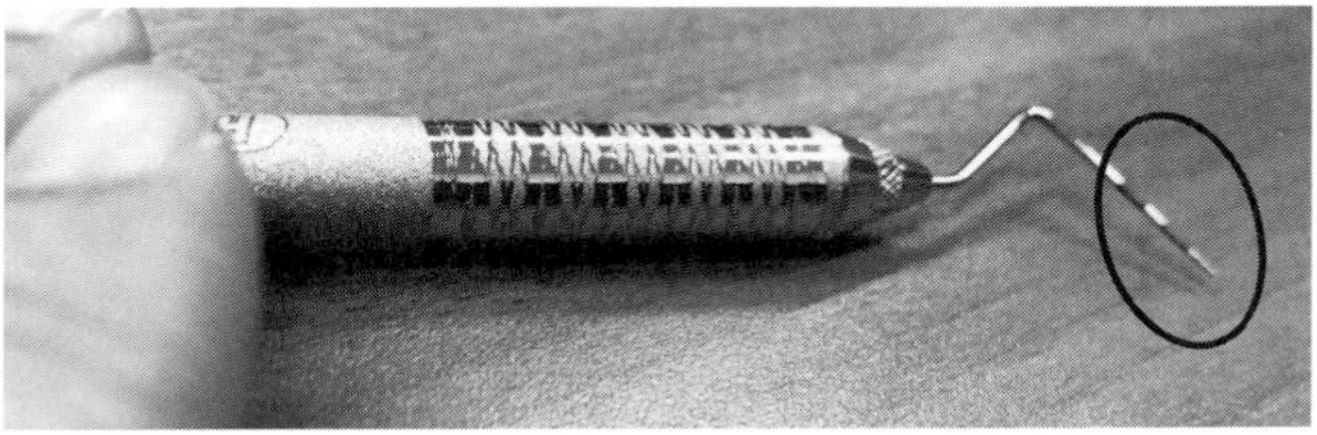

円で囲んだ部分がメモリ。
このポケット探針は、先端から３ミリ、３ミリ、２ミリ、３ミリの順になっています。

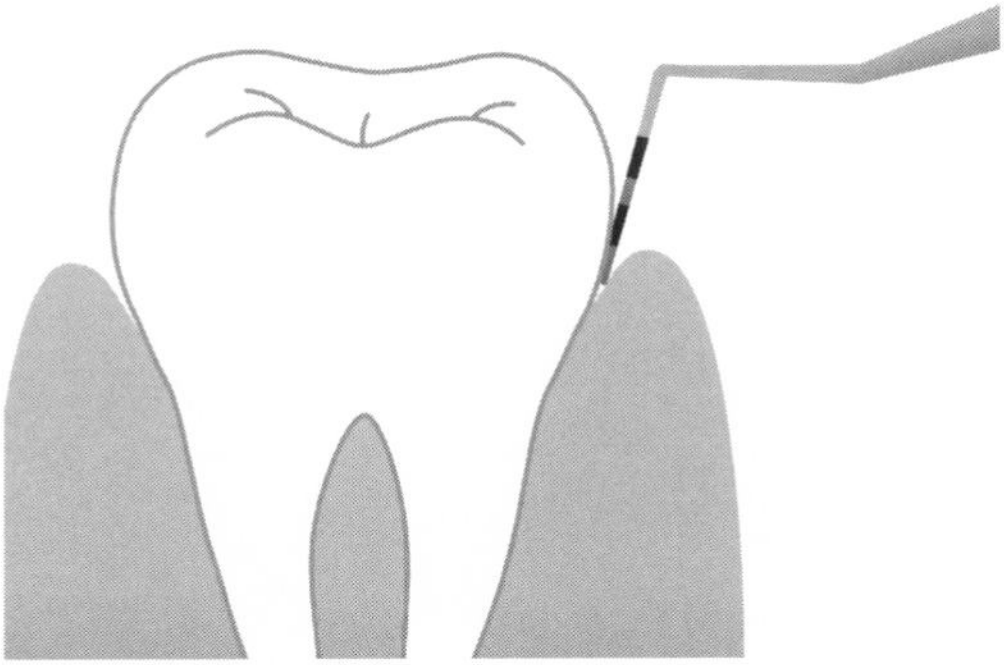

ごく弱い力で歯周ポケットに差し込み、ポケットの深さを測るとともに、歯石や出血の有無を確認します。

■歯周精密検査

歯周病が進行して歯周ポケットの深さが4ミリ以上になったり、歯肉から膿が出るほど悪化して外科治療が必要になったときは、「歯周精密検査」を行います。この検査では1歯に対して6箇所の歯周ポケットの深さを測定し、各数値を記入します。もちろん出血の有無や、後述する歯の動揺度（歯の揺れ具合）やプラークスコアも加わります。

通常、歯は上下で28本。親知らずが残っていればそれ以上あります。たとえば親知らずが2本残っていて、他の歯も全部ある患者さんでは、歯周精密検査は180箇所の歯周ポケットを測ることになり、かなりの労力が求められます。

④歯の動揺度と噛み合わせのチェック

一般的にはピンセットを使って、前歯を挟んだり、閉じた先端を奥歯の噛み合わせ面の窪み部分に当てて揺らすなどして、歯に力を加えたときの動き具合を感じ取ります。

動揺度は、次のように分類されます。わかりやすくするために、舌側や頬側の動きを「左右」、前歯や奥歯方向への動きを「前後」とします。

【０度】動きが０・２ミリ以内
【１度】左右に０・２～１ミリ動く（前歯は前後に）
【２度】左右に１～２ミリ動き、前後はわずかに動く
【３度】左右と前後に２ミリ以上動き、上下にも動く

動きが大きいほど、歯を支えている骨が溶けてしまっている、すなわち歯周病が進行していることになります。

１ミリ程度の動揺があっても、歯に炎症がなく、自覚症状もない患者さんはたくさんいます。そのときは歯にかかる力をコントロールするために、噛み合わせの調整を行います。軽度な揺れであればこの調整と、歯肉マッサージで挽回できます。

また、歯が揺れることが原因で、歯と歯の間に隙間が生じて、食事後に繊維性のも

のなどが挟まってしまうこともあります。これを長時間放置するとむし歯の原因にもなるため、しっかり対処する必要があります。

歯が揺れる原因は、歯周病以外では食いしばり、外傷などさまざまです。その一つが「片咀嚼」です。左右均等に噛んでバランスを整える大切さを知っている人でも、〝噛み癖〟によってつい片方に偏ってしまい、よく噛んでいる側の歯に揺れが現れてしまうケースが多々あります。

⑤歯垢（プラーク付着率）のチェック

通常は目視や、専用の針でこすって歯垢の有無を確認します。

ただし、何らかの理由で歯垢の付着量が多くなったり、精密検査になった場合は、歯垢の染め出しを行います。歯垢のみを赤く染める薬液を歯面全体に塗り、1歯に対して「外面」「裏面」「隣り合わせ側の両面」の4カ所をチェックして、赤く染まった部位の数を数えます。

赤く染まった箇所が全面積の20％以下であれば「プラークコントロールがうまく

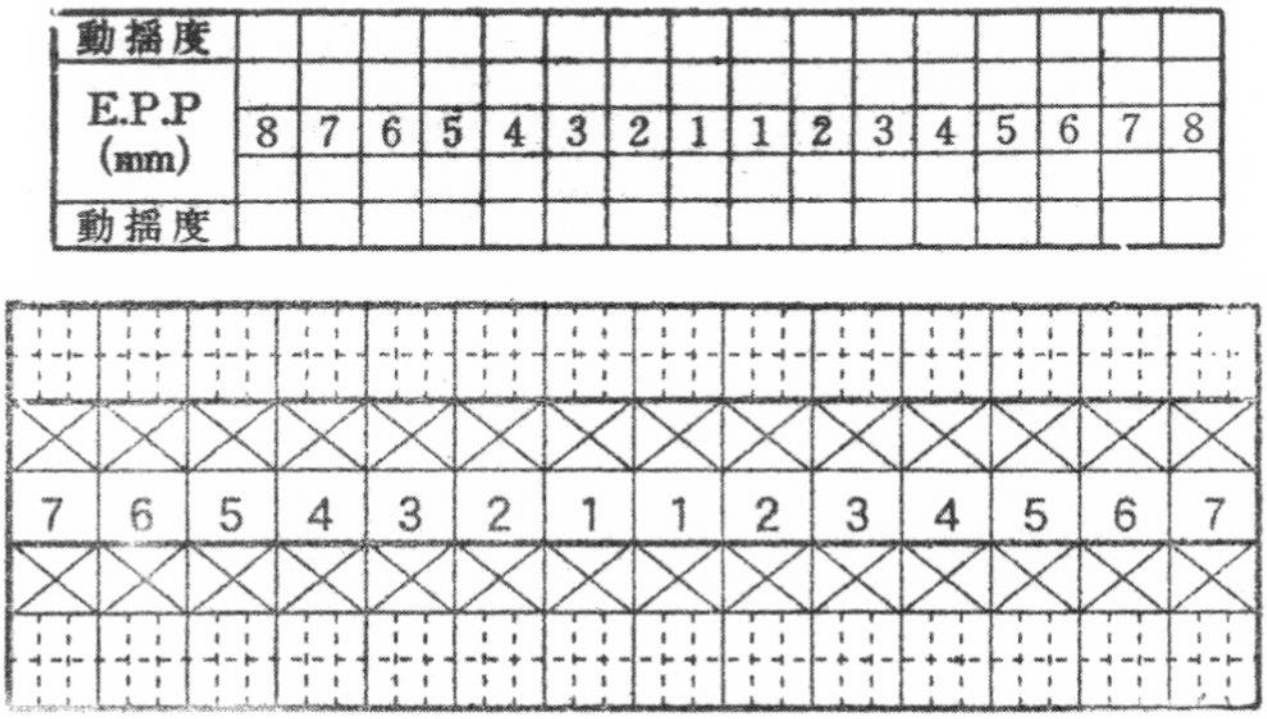

動揺度																
E.P.P (mm)																
	8	7	6	5	4	3	2	1	1	2	3	4	5	6	7	8
動揺度																

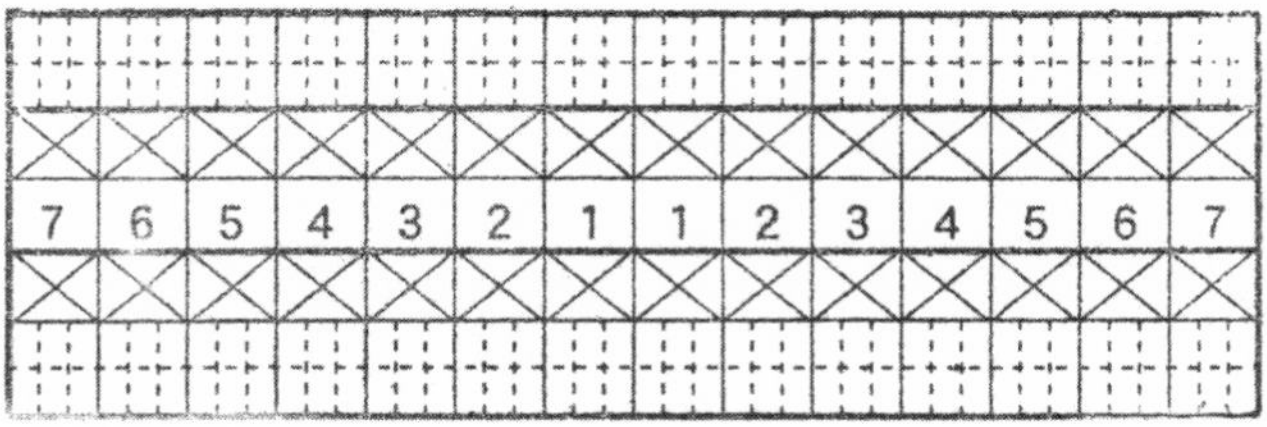

歯周組織検査表（上：基本検査、下：精密検査）

ともにポケット測定時の出血は、記入した数字を○印で囲みます。

O'Leary のチャート　（プラークコントロールレコード；PCR）

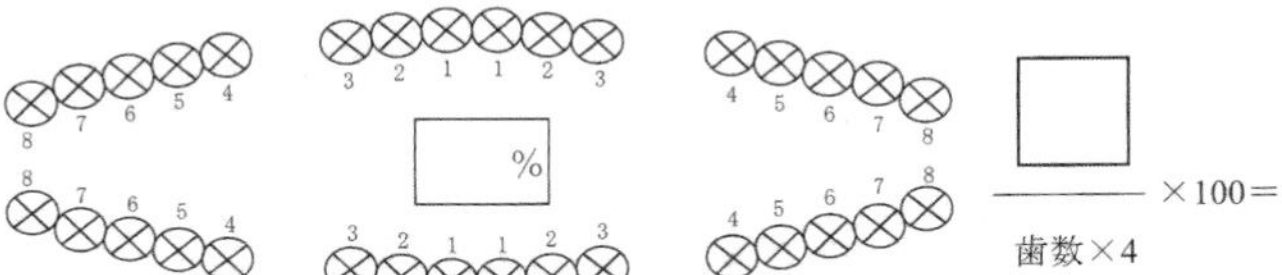

プラークスコア計算表

できている」と評価できるため、まずは２０％以下になることを目指します。
ただし、中度～重度の歯周病患者さんは、１０％以下が目標です。

歯垢の染め出しは、患者さんが自分では気づきにくい「歯磨きの癖」を知るために有効な方法です。どちらの手で歯ブラシを持つのか、どのような歯並びをしているのか等によって、磨きやすい箇所や、磨きにくい箇所があります。それが磨き残しの原因となり、むし歯や歯周病に繋がります。

ただし、歯周病の主な原因は、歯周ポケットの中に溜まった歯垢です。この歯垢は、染め出し液を使っても視認できません。つまり、赤く染まった歯垢をすべて落とすことができても、歯周病を防ぐことはできないのです。

そのため当クリニックでは歯科衛生士が磨き残しをチェックし、患者さんにお伝えして、歯周ポケットの歯垢までしっかり除去する磨き方を指導しています。

しかしながら、その磨き方をマスターして丁寧に磨いても、歯ブラシの毛が届く深さはせいぜい3ミリ程度です。つまり、ホームケアでは限界があるのです。

そこで、歯科衛生士によるプロフェッショナルケアの出番です。

具体的な方法は後ほど詳しく述べますが、様々な器具を駆使して歯周ポケット内のクリーニングを行います。

⑥レントゲン（エックス線）撮影での骨や歯根のチェック

特に歯周ポケットが深かった歯は、約６カ月もしくは1年毎にレントゲン撮影をして、経時的に骨の変化を観察します。

骨が溶けると、レントゲン写真で骨の頂上部分や歯根の周りにあるはずの白い線が、不鮮明な状態になります。この白い線は歯を支えている「歯槽骨」という骨の層であり、緻密で硬い状態であるほどハッキリと見えるようになります。

歯周病になるとこの白い線が不鮮明になったり、細くなったり、太さがバラバラになったり、消失したりします。消失は「骨が溶けてしまった」ことを意味します。

なぜ、歯周病で骨が溶けるのか？

歯肉の炎症によって、骨を溶かす「破骨細胞」が活性化されるためです。破骨細胞は、本来は古い骨を吸収して骨の新陳代謝を促す役割を担っていますが、過剰に働くと骨破壊の原因になってしまうのです。

骨は、コラーゲンによって作られた枠組みの中に、カルシウムなどのミネラルが入り込むことで固まっています。破骨細胞は酸によってミネラルを溶かし、タンパク分解酵素を出して、コラーゲンを破壊します。

ただし、ミネラルが溶けてもコラーゲンの枠組みが残っていれば、歯科医院での基本的な歯周病治療（歯周ポケットのクリーニング、噛み合わせの調整、炎症部分への薬の塗布等）と患者さん自身の適切な歯磨きによって、再石灰化——骨が再生する可能性が十分にあります。歯周ポケット内がキレイになると、骨の再生を促すタンパク質が増えるためです。

誤解しないでいただきたいのですが、溶けてしまった骨が、２０代の頃のように元通りになるわけではありません。溶けてしまった骨の頂上部が再石灰化して硬くなり、レントゲン上で濃い白色になるのです。

歯周病の骨。骨が溶けて白い線が不鮮明になる。（模式図）

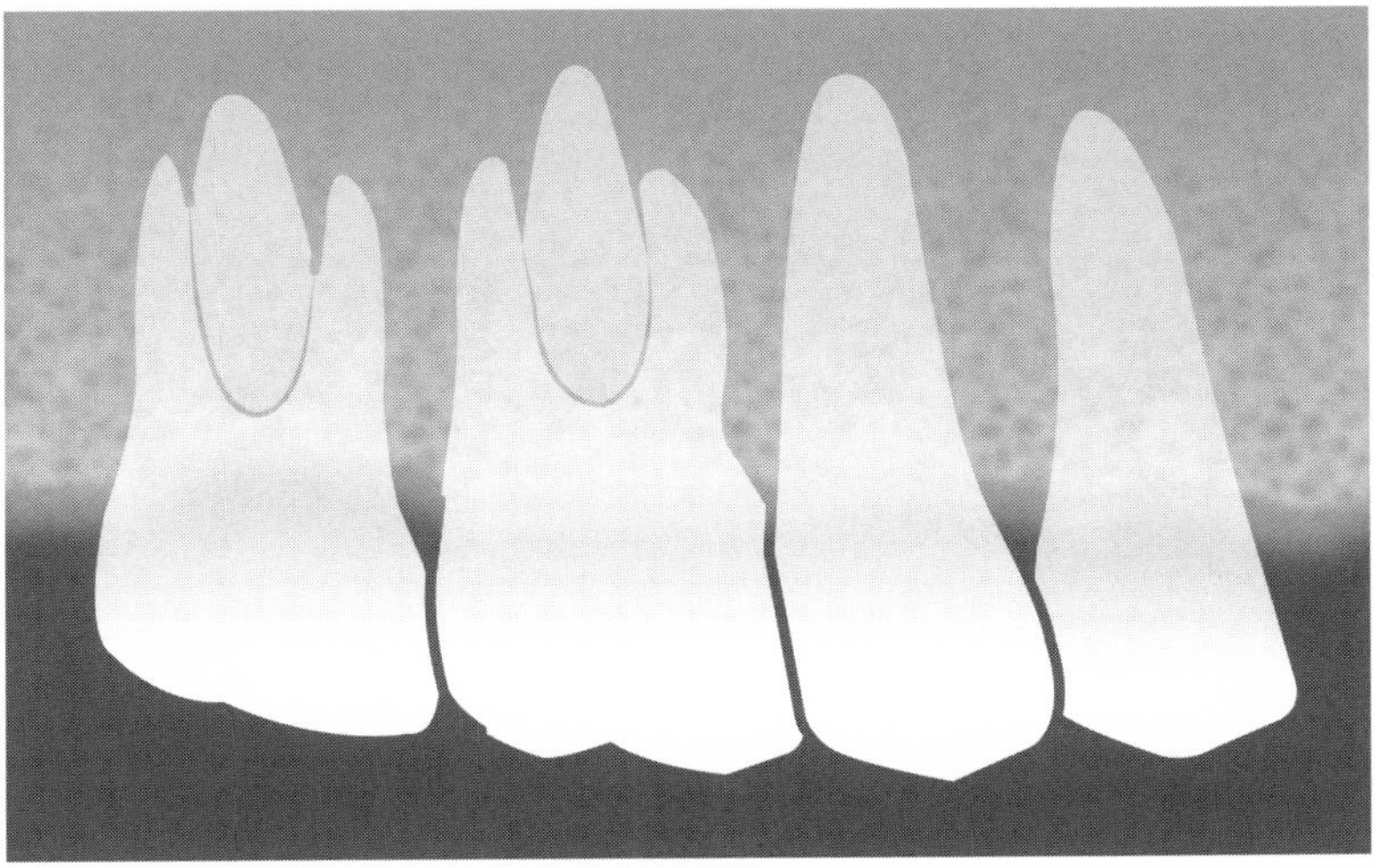

歯周基本治療により溶けてしまった骨の頂上部が再石灰化し、硬くなり、レントゲン上で濃い白色に戻った状態。（模式図）

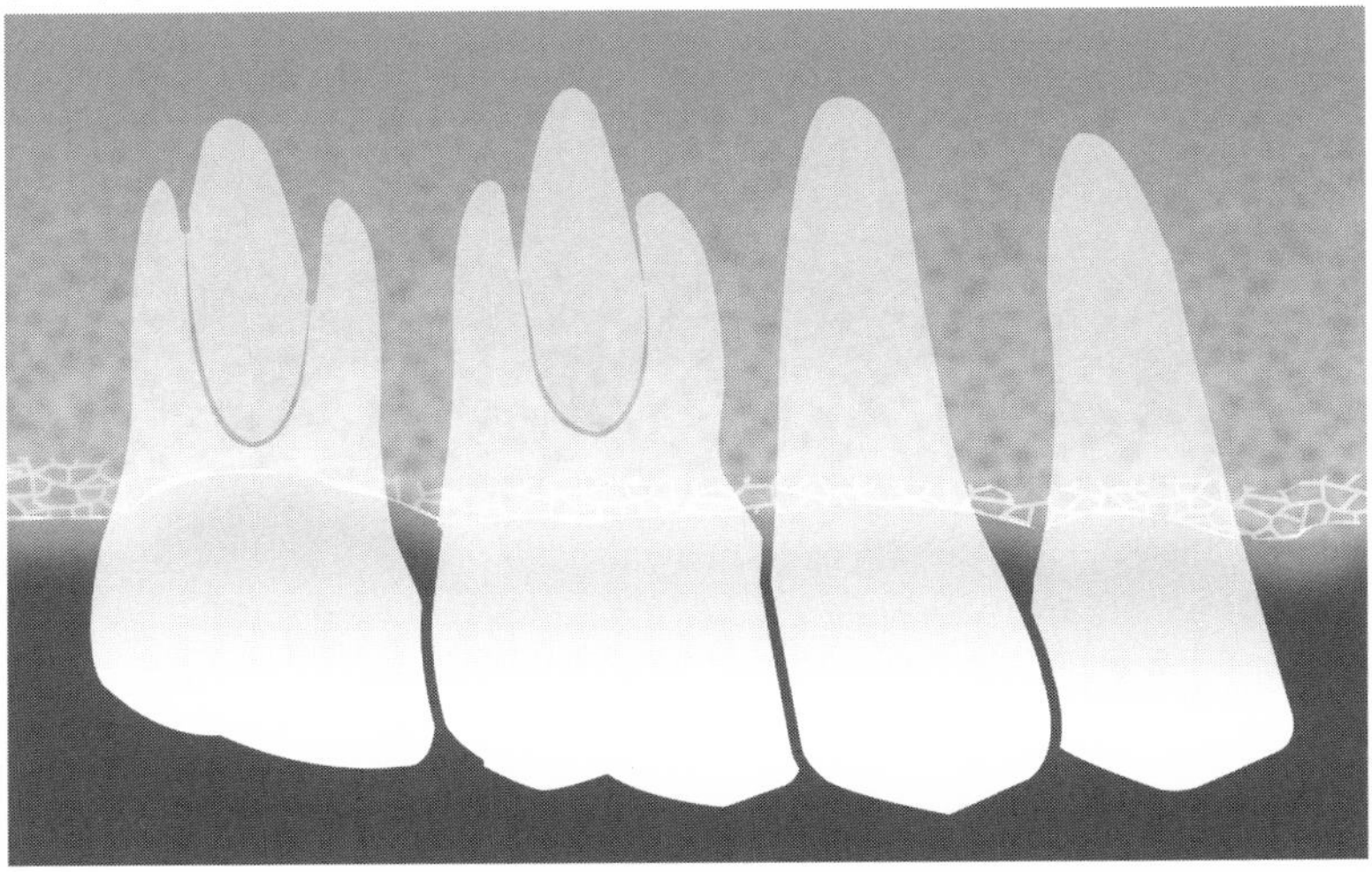

⑦歯周ポケットと歯面のクリーニング（プロフェッショナルケア）

口腔状態と歯肉表面の状態チェック、歯周ポケットの深さの測定、歯の動揺度と噛み合わせの確認、歯垢、骨、歯根のチェックなどが終わると、歯科医師や歯科衛生士の目には、患者さんの歯磨きのクセや、歯周病のリスクの度合いが見えてきます。

そこで次に、磨き残しがより少なくなるように、歯磨き指導を行います。最後に、専用の器具を用いて歯と歯周ポケットをキレイにクリーニングします。

歯磨き指導については次の第3章で詳しくご説明しますので、ここではどのようなクリーニングを行うのか、ご紹介しましょう。

簡単に言えば、歯の表面や歯周ポケットに付着している歯垢や汚れを除去します。この作業について「歯石を取っている」と思っている患者さんがいらっしゃいますが、違います。歯石の除去は、メインテナンスを行う前のむし歯治療や歯周外科治療などで、ほとんど済ませています。そのためメインテナンスに来る患者さんは、歯石がないか、あっても非常に少ない状態です。

それでは、何をしているのかというと……汚い表現で申し訳ないのですが、歯周ポケット内の〝どぶ掃除〟です。

毎日しっかり歯磨きをしても、歯周ポケット内の歯垢を１００％取り除くことはできません。歯垢は細菌の塊ですから、歯周ポケット内で日々増殖していきます。その細菌の毒素によって炎症が起き、滲出液が生じて、道路脇の溝のヘドロのようにどんどん溜まっていってしまいます。そのため、定期的な掃除が必要なのです。

当クリニックでは、超音波スケーラー（毎秒２５～３０キロヘルツ）を使っています。水流によって歯垢を洗い流し（イリゲーション効果）、超音波によって水の中に生じた気泡が弾けたときの衝撃波で細菌を殺菌・除去（キャビテーション効果）していきます。

さらに「汚れを落とす」だけではなく、超音波振動と水、薬液によって約３０分間じっくり掃除することで、歯周ポケット内に十分な酸素を送り込みます。

これは、歯周ポケットの中にいる細菌は「酸素を嫌う」性質があるためです。

歯周ポケットの入り口に歯垢がたまると、ポケット内はどんどん菌が繁殖しやすい環境になっていきます。歯垢を除去し、たっぷりと酸素を送り込むことで、細菌の増殖を抑える効果を期待します。また、長時間かけてクリーニングすることで、マッサージに似た血行促進効果も得られます。

歯周ポケットが深い歯には、底に潜んでいる歯周病菌を減らすため、抗生物質の軟膏を挿入します。さらには歯質強化のためにフッ素塗布なども行います。

このように徹底的に歯周病菌を除去し、増殖を抑える処置を行う他に、歯の表面に付着した色素や黄ばみもキレイに掃除します。汚れがひどい患者さんほど、クリーニング終了時に手鏡で自分の歯を見ていただいたとき「こんなにキレイになるなんて！」と、弾けるような笑顔を見せてくださいます。

メインテナンスで得られる3つの感動

ここまで、当クリニックのメインテナンスの、主に検査や診査の流れをお伝えしました。次に、患者さんが「早めにケアを始めるきっかけ」を得て、「継続的にケアを続けられるモチベーション」を維持する3つの感動体験をご紹介します。

感動①　プロの術者磨きで「自分の歯磨きとぜんぜん違う！」

患者さんのお口の状態を一通りチェックし終えた後、歯科衛生士によるブラッシング指導を行います。

多くの人にとって歯磨きとは、何十年も自己流のやり方で続けてきた生活習慣のひとつです。そのため、よほどのインパクトがなければ、その習慣を変えることはできません。実際「ブラッシング指導を受けたことがある」とおっしゃっている患者さんであっても、歯周病予防に効果がある歯磨き方法を身につけている人は、ほとんど見受けられません。

そこで、まず歯科衛生士がお手本として、歯ブラシの持ち方、当て方、動かし方や力加減などを説明しながら、患者さんのすべての歯を、歯磨き剤を使わずに丁寧に磨きます（歯磨き剤を使わない理由は3章で詳述）。これを「術者磨き」といいます。

このとき、多くの患者さんが感動します。

「歯磨き剤を使ってないのに、こんなにスッキリするなんて……」

「自分で磨いたときと、ぜんぜん違う……！」

「もっと早く受けておけばよかった。子どもや主人にも知ってほしいので、通院するよう言っておきます」

今まで自分が行ってきた歯磨きよりも、はるかにキレイ・サッパリすると実感する。自己流の歯磨きではダメなのだと気付き、歯科衛生士が教える効果的な歯磨き方法を身につけなければ――という動機づけ、キッカケになる。

それが、歯科衛生士の術者磨きです。

読者の皆様も歯周病になって歯を失う前に、ぜひこのような感動を体験して、歯を大切にするケアの第一歩を踏み出していただきたいと願っています。

感動② 毎月のクリーニングで「すごくスッキリした！」

さきほどご説明したとおり、当クリニックではメインテナンス時に超音波スケーラーという専用の機器を使って、クリーニングを行います。

術者磨きでは歯ブラシを使いますが、超音波スケーラーは歯ブラシでは届かない歯周ポケットの深い場所まで届き、キレイにします。つまり、術者磨きよりもさらに上の感動を体験できるのです。

たとえば、毎月熱心にメインテナンスに通い、歯科衛生士のブラッシング指導を真面目に受けて、ご自宅でしっかりと実践し、どんどん磨き残しが減っていった患者さんがいます。その方の歯肉はとても健康な状態になり、ご本人は自分の歯磨きの技術が上がったことを実感していますし、私や歯科衛生士たちも「あの人のホームケアはレベルが高い」と賞賛しています。

それでも、その患者さんは今も、毎月メインテナンスに通ってくださいます。

その理由のひとつが、クリーニングです。

どれほどホームケアのレベルが高くなったとしても、専用機器を使ったクリーニングの洗浄力には勝てませんし、その後に得られる爽快感も別格です。また、表面もキレイにするため、見た目がよくなります。

実際、当クリニックでクリーニングを受けた患者さんの多くが、

「自分の歯磨きでは、これほどのスッキリ感は得られない。本当に気持ちがいい」

「歯がキレイになって嬉しい、ごはんを食べて汚すのがもったいないくらい」

と、喜んでくださいます。

それは、男性なら散髪に行ったときのスッキリした気持ち、女性なら美容院やエステで念入りにケアをしてもらったときの心地よさと、同じ類の感情かもしれません。

そうしたケアを受けた後は〝スッキリした状態〟を少しでも長く維持したいと思うでしょう。しかし、頑張って努力してもどんどん汚れが溜まったりして、元の〝スッキリしない〟状態に戻ってしまいます。

すると「ぼちぼち散髪に行くか」、「そろそろ美容院に行ってもいいかも」と、最高のスッキリ感を求めて足を運ぶでしょう。

歯科のクリーニングも、同じです。

当クリニックのメインテナンスの患者さんは「自分の歯を大切にケアする」という目的とは別に、歯科医院でしか体験できない「気持ちがいい」「スッキリする」「癒される」といった感覚を味わうために、来院してくださっているのだと思います。

まだ歯科医院でクリーニングを受けたことがない人は、ぜひ一度、体験してみてください。その感動が、継続的なメインテナンスへと繋げてくれるはずです。

感動③　レントゲンを見て「溶けた骨が治ってきた!」（59ページ参照）

すでにご説明したように、歯周病が進むと、歯を支えている顎の骨が溶けてしまいます。自分が歯周病に罹っていると知った患者さんが最もショックを受けるのが、この「骨が溶けている」という事実です。

普段、私たちは自分の骨の状態を目視で確認する機会は、ほとんどありません。まして口の中であれば、なおさらです。

毎月通院してメインテナンスを受けて、ホームケアも毎日しっかり続けて、歯肉の色がよくなってきたし、ぶよぶよ感もなくなった。……それでも、その下にある骨がどうなっているかは、自分では確認できません。

だからこそ、６カ月後または1年後にレントゲン撮影をして、そこに白い線が現れているのを目にしたときの喜びは、ひとしおです。

自分の努力で、自分の骨が再生した。

かけた時間と労力が大きいほど達成感があり、きちんと報われることがわかったからこそ、その後も続けていくモチベーションになるのです。

もちろん、3つの感動を体験したからといって、理想的な口腔ケアを一生涯続けられるわけではありません。疲れた時はホームケアをサボりたくなりますし、忙しくてメインテナンスの時間がとれない月もあるでしょう。

中断したとしても、メインテナンスを受ければいつでも再開できます。

たとえば通院が数カ月間あいてしまっても、時間を見つけてメインテナンスを受けたとき、歯科衛生士から歯垢が溜まっている箇所を指摘されて「やっぱり汚れていたか、ちゃんと磨かないと」と気持ちが引き締まったり、クリーニングを受けて「やっぱり気持ちがいい！　定期的にクリーニングしたいな」と前向きな気持ちになれたら、すぐに再開できます。

大事なことは、ケアを続けること。中断してしまっても、続けることを諦めないことです。

いま、本書を読んでくださっている方々は、かかりつけ歯科医院のメインテナンスに定期的に通っているでしょうか。もし「歯が痛くなった時しか行かない」のであれば、ぜひ一度、メインテナンスの予約を入れてみてください。

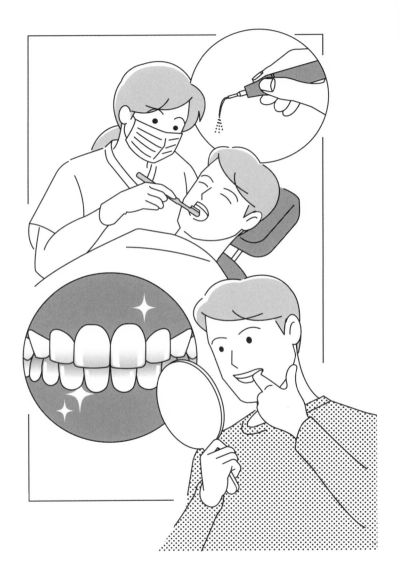

◎第2章のまとめ

・歯科のメインテナンスの目的は健康管理だが、必要となるのは口腔ケアを始める「きっかけ」づくりと、継続的にケアを続ける「モチベーション」維持。

・歯周疾患が治癒した状態を維持するためには、本人が毎日行うホームケアと、歯科医院で行うプロフェッショナルケアの徹底が不可欠。

・歯科のメインテナンスでは、必要に応じて歯肉表面、歯周ポケット、動揺度、噛み合わせ、歯垢（プラーク付着率）をチェックし、さらに定期的にレントゲン撮影にて骨や歯根の確認を行い、歯周ポケットと歯面のクリーニングを実施する。

・初めてのメインテナンスで「プロの術者磨き」に感動し、毎月通うことで「プロによるクリーニングで口の中がスッキリする」ことに感動し、半年後～1年後のレントゲン撮影で「骨が再生している」と感動する。この「3つの感動」があれば、メインテナンスを続ける強力なモチベーションになる。

第3章　〝歯ブラシ二刀流〟の健康歯磨き

歯周病の炎症コントロールには、患者さん自身による歯磨きが重要なカギとなります。前にもお話ししたように歯磨きはセルフケアとはいえ、立派な治療行為になり得るからです。

当クリニックのブラッシング指導では、歯ブラシを2本使用するオリジナルの「健康歯磨き」をお教えしています。本章では、その手順とポイント、注意点などをご説明します。

読者の皆様にも、当院のブラッシング方法を知っていただくことで、日々の炎症コントロールに役立てていただけましたら幸いです。

ブラッシング実地指導の流れ

ブラッシング指導でお教えした歯磨きを、ご自宅でも継続的に行ってもらうためには、患者さん自身に「なぜ、このような歯磨きをしなければいけないのか」を深く納得していただく必要があります。

そのため当クリニックはメインテナンスに入る前に、
①ブラッシングの目的をお伝えし、
②歯周病について簡単にご説明した上で、
③歯ブラシ二刀流の必要性をお話しして、
④歯科衛生士によるブラッシングを体験してもらっています。

すでに健康歯磨きを行っている患者さんに対しては、モチベーションを維持できるよう、毎月のメインテナンスの時にしっかりとお口の状態をチェックし、患者さんの状態に合わせたさまざまなアドバイスをします。

それでは、まずはブラッシング実地指導の流れについて、ご説明しましょう。

（１）ブラッシングの目的を伝える

「今までブラッシング指導を受けたことはありますか？」

このように尋ねると、受けたことがある人とない人は、およそ半々です。受けたことがある人は、ほとんどが「歯の表面に付着している歯垢を落とす」ための歯磨き方法を教わっています。先ほどお話しした、染め出し液で歯垢を赤く染め、患者さんに見えるようにした状態で、磨き残しがないように指導するやり方です。

当クリニックでは「歯の表面の歯垢を落とすための歯磨きは、そのまま続けてください」とお願いします。そのうえで、「今からお伝えする歯磨きは、歯周ポケットの掃除とマッサージをするための歯磨きです」と、お伝えします。

歯の表面に付着した歯垢を落とすことは大事ですが、それだけでは歯周病は改善しません。この歯磨き方法は、染め出し液を使っても視認できなかった、歯周ポケットの中をもキレイにするために行います。歯の表面と歯周ポケットの中の両方がキレイになって、はじめて歯周病は治り始めます。

さらには歯肉を長時間マッサージすることで、炎症によってブヨブヨあるいはプヨプヨになってしまった歯肉が、線維化した硬い健康歯肉に変わり、治癒へと向かわせるのです。

（2）歯周病について簡単に説明する

次に「歯周病になると、口の中がどうなると思いますか?」と質問します。

すると、多くの患者さんは次のように答えます。

「歯ぐきが腫れてブヨブヨになって……」

「歯ぐきが下がって、冷たいものが沁みるようになったり……」

「歯がグラグラして抜ける、とか……」

そこで、初診のときに撮影したレントゲンをお見せして、「歯は、こんなふうに顎の骨に埋まっているんですよ」と説明します。歯周病の患者さんであれば「この部分、骨が溶けていますよね?」と示して、認識してもらいます。

「外から見れば、歯ぐきが腫れたり、歯ぐきが下がっているように見えるので、そのせいで歯がグラグラになる、と思うかもしれません。ですが、実は歯がグラグラになるのは、この歯を支えている顎の骨の一部が溶けてしまうからなんです」

「えっ、歯周病って歯ぐきの病気なのに、骨が溶けるんですか？」

「そうです。歯周病は、顎の骨が溶けて歯が抜けてしまう病気なんです」

そして、歯周病は４０歳以上の人の８０％が罹患していること、自覚症状がないまま進行する等の特徴をお話ししたうえで、歯周病の検査結果をお伝えします。

歯周ポケットの深さが４ミリ以上の部分が残っていれば、まずはしっかり歯ブラシで歯肉マッサージをして、できるだけ健康な歯肉を取り戻しましょう、と励まします。

健康的な歯肉とは、具体的には次のような状態です。

- **歯周ポケットが3ミリ以下**
- **歯周ポケットを測ったときに出血しない**
- **歯のぐらつきがない**
- **歯肉が炎症のない薄いピンク色で、タイヤのゴムのように硬い（線維化）**
- **歯根の周りの骨が硬く、溶けていない（レントゲンで確認できる）**

この状態にするためには、歯垢を落とすだけではなく、歯肉の血流を良くするための長時間マッサージが必須となります。

たとえば指先の血流が悪くなると、冷たくなって動きが鈍くなったり、皮膚がカサついて荒れやすくなったり、冬であればしもやけになって赤く腫れたり水ぶくれができたりします。このようなときは、温めたりマッサージをして血流を改善させることで症状が緩和し、治癒に向かっていきます。

歯肉も同じです。清潔さを保ち、マッサージをして血流を良くすることで、細菌に負けない健康な状態にできるのです。

そのため当クリニックでは、歯周病メインテナンスの目標を「患者さんがホームケアの歯磨きで歯垢がきちんと落とせるようになる」ではなく「歯肉が健康になった」としています。

歯垢を完全に落とせば歯周病は治ると思っている方がいますが、そうではありません。長時間磨くことによりマッサージ効果で歯肉が線維化することが、治癒への道なのです。歯肉が健康になった方のブラッシング時間をお聞きすると「20分前後」が一番多く、優等生の方は30分以上、1時間という方も少なからずいらっしゃいます。

歯肉マッサージといえば、自分の指で頬の内側をさすったり、歯肉を直接なでるといった方法をご存知の方もいらっしゃるでしょう。しかしここでは、指ではなく歯ブラシを用いて、歯周ポケットをマッサージするやり方をお教えします。

（３）〝歯ブラシ二刀流〟の必要性を伝える

自分が歯周病であることを自覚されると、患者さんは不安になって緊張します。そこで「１日に何回歯磨きをしていますか？」、「どんな歯ブラシを使っていますか？」といった質問をして、患者さん自身にいろいろと話していただき、緊張をほぐします。

そして、歯周病の治療と予防には、目的に応じた２本の歯ブラシを使う〝二刀流の歯磨き〟が必要であることをお伝えします。

【１本目】歯の表面の歯垢を除去する歯ブラシ

患者さんがそれまで使用していた、市販の歯ブラシです。

かたさは特に指定していませんが、強い力でガシガシと磨く患者さんが「かため」

の歯ブラシを使うと歯肉を傷つける危険があるため「ふつう」をお勧めしています。

【2本目】歯周ポケットの掃除と歯肉マッサージ用の歯ブラシ

毛先が極細で歯周ポケットにしっかり入る歯ブラシです。

当クリニックではライオン株式会社の「DENT Systema 44M」（以下、システマ）という歯ブラシを使用します。なお、似たような名称の歯ブラシがドラッグストア等でも販売されていますが、この歯ブラシは歯科医院の専売商品のため、ヘッド（歯ブラシの頭部）の形や毛の本数などが異なる別物です。

読者の皆様のかかりつけ歯科医院でシステマを販売していたら、ぜひ購入してご使用ください。入手が難しい場合は、毛先が極細でやわらかく、ヘッドが薄いものを探してみてください。

まずは1本目の歯ブラシで表面の歯垢を落とした後、2本目のシステマで歯周ポケットの掃除をしながら、歯肉マッサージをしていきます。

面倒臭いと感じるかもしれませんが、歯の表面の歯垢除去、歯周ポケットの歯垢除去、歯肉マッサージという複数の目的を果たすためには、歯ブラシを使い分けたほうが確実かつ効率的です。

また、１本目と２本目の歯磨きは、必ずしも続けて行う必要はありません。

たとえば当クリニックの歯科衛生士には「キッチンに歯ブラシを置いて、食器洗いを終えた後に普通の歯ブラシで歯磨きを、お風呂上がりにシステマで歯磨きをしている」という人もいます。

この歯ブラシ二刀流は、歯科衛生士だった私の姉が、自分で試し、歯ブラシを持っている手先のみならず、手首、ひじ、顔の傾け方等、あれこれ悩みながら工夫して完成させた方法です。長時間の歯磨きで患者さんの歯をスッキリさせ、感動させたことが始まりでした。

その方法を学び受け継いだのが、歯科衛生士Ｈさんです。Ｈさんは「来院したときだけではなく、自宅でも同様に磨けるように」と、患者さん自身にそのスキルを身につけてもらうことを目指しました。

どうすれば患者さんに、この歯磨き方法を身につけてもらえるのか。どの歯ブラシを使うのが最適で、磨く時間はどれくらい必要か……など、試行錯誤の末にノウハウを編み出しました。教科書には書かれていない、歯科衛生士の実体験から生まれた歯磨き方法です。

「ちゃんと歯磨きをしているのに、歯周病がなかなか治らない」という残念なことにならないためにも、ぜひ実践してみてください。

（4）システマで術者磨きを体験してもらう

歯科医師や歯科衛生士のように、歯垢をしっかり落とせる歯磨きができるようになるには、どうしたらいいか。

一番最初にすべきことは「歯科衛生士に自分の歯を磨いてもらう体験をする」です。これを〝術者磨き〟といいます。

当クリニックでは患者さんに手鏡を持ってもらい、どのように歯ブラシを当てるのか、どのくらいの力加減なのか、説明しながらすべての歯を磨きます。

するると、多くの患者さんが驚いた表情で、次のようにおっしゃいます。

「なんか、すごく口の中がスッキリしました」

「他の歯医者さんでは教わらなかったし、経験したことがない。もっと早く受ければよかった」

通常、患者さんは歯磨きをしてから来院します。その時点で口の中は清潔になっているはずなのですが、実は歯周ポケットの中はキレイになっていません。

術者磨きではシステマで歯周ポケットの中をしっかり掃除し、マッサージも行うため、かなり気持ち良くなるようです。

そのスッキリした感覚こそが「歯磨きをした状態」であると体感していただき、自分で歯磨きをした後も同じ状態になることを目指してもらいます。

（5）患者さん自身にやっていただく

術者磨きを終えた後、患者さんにシステマでの歯磨きのやり方を指導します。指導には約1時間かかり、保険診療での採算は合いません。しかし、このスキルを患者さんが獲得できるか否かが、歯周病から脱却できるかどうかの瀬戸際となるため、決して疎かにはできません。

このとき、ポイントは6つあります。

ポイント① 歯ブラシの持ち方

まずは、歯ブラシの持ち方をお教えします。お箸と同じで、正しい持ち方をしなければ、正しい操作ができません。

「それでは、自分でやってみましょう」とシステマを手渡すと、ほとんどの患者さんが、把柄部分の真ん中あたりをぎゅっと握ってしまいます。このような歯ブラシの持ち方を「パームグリップ」といいます。

歯垢を落とす歯磨きも歯肉マッサージも、力を入れすぎると歯肉や歯周ポケットを傷つけてしまうため、できるだけ力を抜くことが大事です。しかし、把柄を握ってしまうと、どうしても強い力がかかってしまいます。

そこでお教えしているのが「ペングリップ」という歯ブラシの持ち方です。把柄の先端近くを親指と人差し指の２本で鉛筆を持つように軽くつまみ、中指で支えて、残りの指は添えるだけです。

歯ブラシの持ち方は、たいてい自己流です。そのためペングリップがなかなか馴染まず、意識しなければつい握ってしまう……という方がほとんどです。

大事なポイントなので、時間がかかってもペングリップが定着するまで頑張って意識してください。

当クリニックでも、根気よく指導しています。把柄の先端近くに輪ゴムをぐるぐると巻きつけて「ここを持ってください」と指導してから持って帰ってもらうなど、患者さんが自宅でも持ち方を意識できるよう工夫しています。

ポイント②歯ブラシの角度と動かし方

汚れを落とす歯磨きは、歯に対してほぼ垂直に歯ブラシの毛先を当てて、横方向にガシガシと大きくこする動きをする人が多いようです。

強い力で、歯ブラシを大きく動かして磨く。

それは、磨き残しが多くなり、歯肉を傷つける危険もある、最も悪い磨き方です。

システマを用いた歯磨きでは、毛先が歯周ポケットに入るように歯の側面に対して45度の角度を意識して、歯と歯肉の境目に当てます。

そして、そのまま小刻みに揺らします。「こする」「磨く」ではなく、毛先は動かさずにヘッドのみを「小さく揺らす」くらいで十分です。


この動きを一本ずつ、毛先を歯から離さず少しずつ移動して、すべての歯に対して行います。小刻みに細かく動かせば、多少力が入ってしまっても、歯肉が傷つく可能性は低くなります。


ペングリップは、小刻みな動きや、歯ブラシのヘッドの角度を調節しやすいため、斜めに生えている歯にも対応しやすいというメリットがあります。

パームグリップでは腕全体で歯ブラシを動かす必要があるため、小刻みな動きやヘッドの角度調整が難しくなります。とくに利き手の内側(右手で握っているときは、

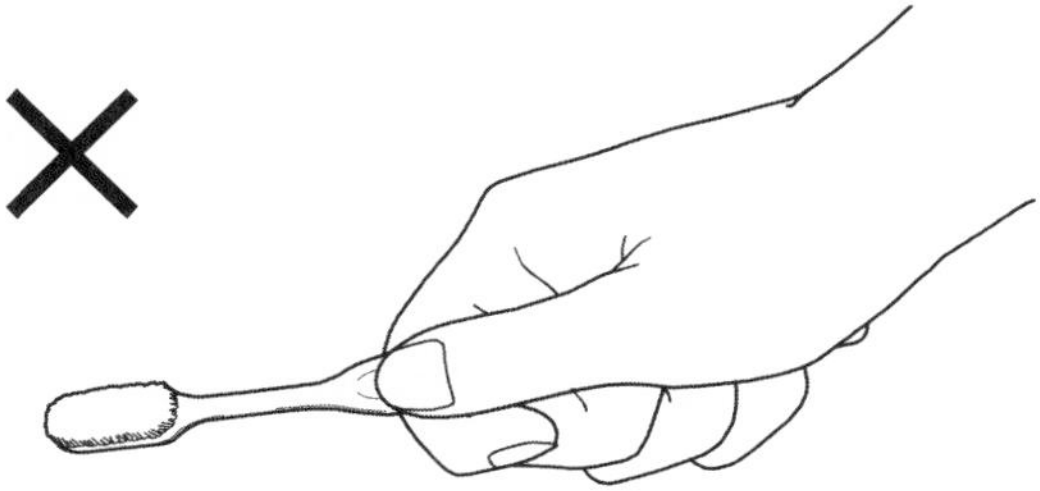

パームグリップ

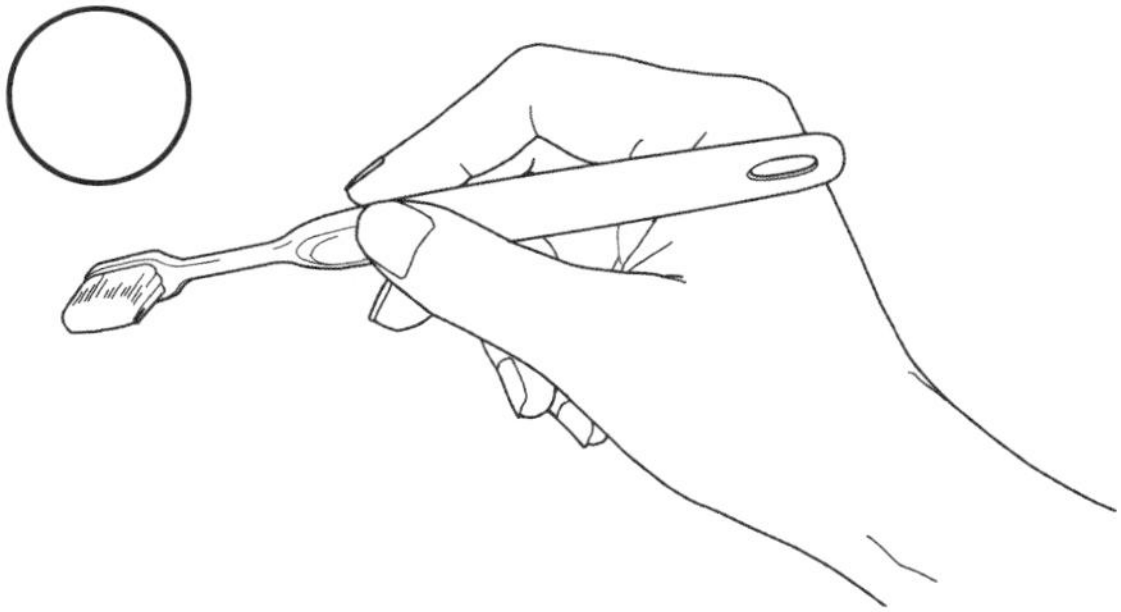

ペングリップ

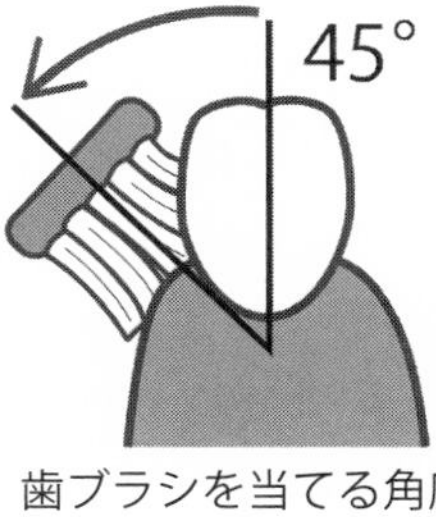

歯ブラシを当てる角度

右側の舌側）は、歯ブラシを当てにくい部分です。逆手に持ち替えたとしても、利き手ほど器用に動かすことができないため、磨き残しが生じやすくなってしまいます。

このような理由からも、ペングリップが推奨されているのです。

ポイント③ 奥歯の後ろからスタートする

磨き残しが最も生じやすい箇所は、どこだと思いますか？

奥歯の奥の部分、です。

ですから、歯磨きは必ず「奥歯の奥に歯ブラシの毛先を当てた状態からスタートする」と決めておきましょう。そうすれば、歯ブラシを意識して当てられるようになります。

奥歯の後ろに毛先を当てて、そのまま毛先を離さずに前歯まで、一本ずつ丁寧に磨いていきます。歯並びが綺麗な人であっても、奥歯と前歯の中間、カーブの部分は磨き残しが発生しやすいため、毛先を離さないように注意しましょう。

前歯に到着したら、反対側の奥歯の後ろから同じようにスタートして前歯まで磨き

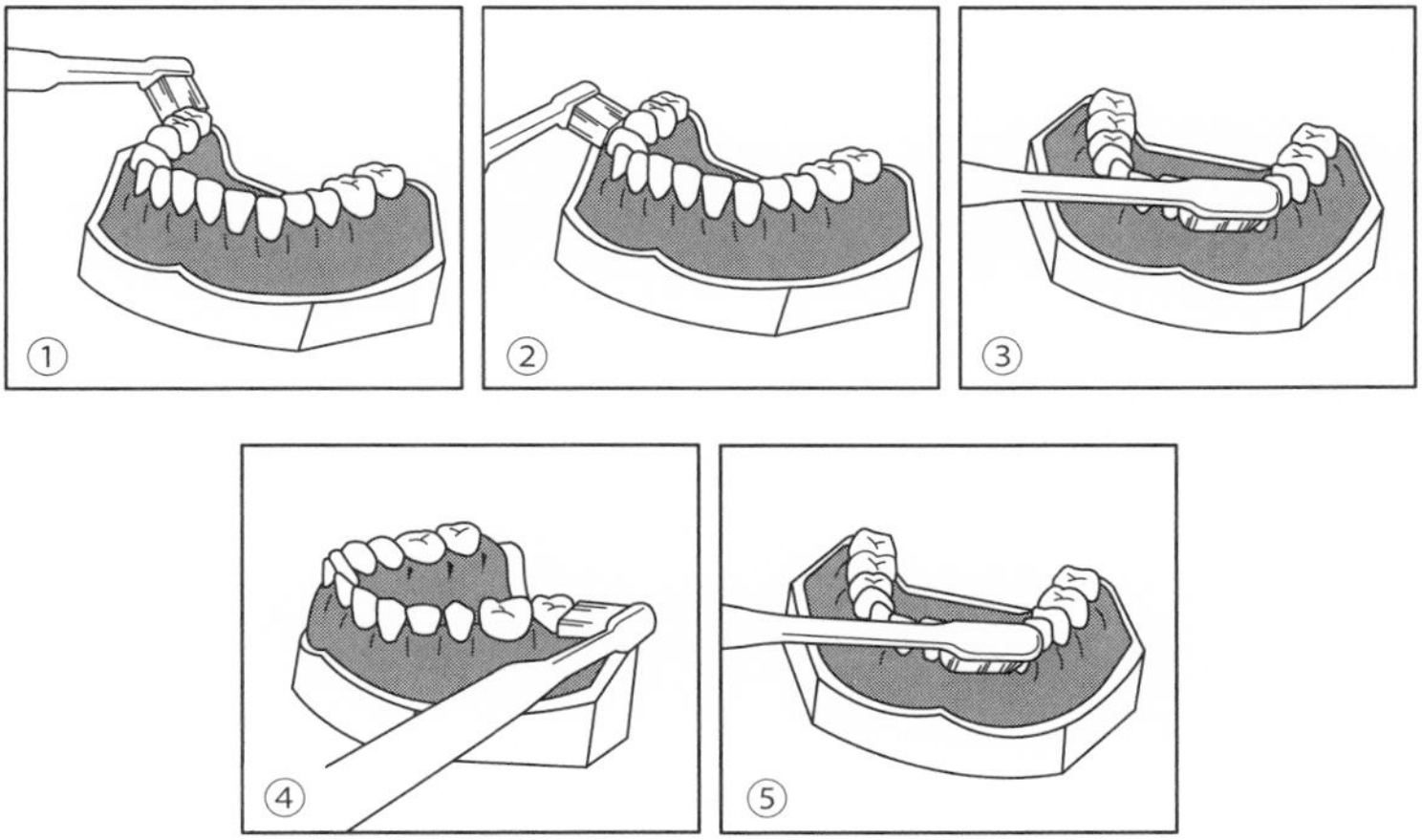

・スタート地点は必ず「奥歯の奥」（①④）

・歯ブラシの毛先は「歯と歯肉の境目」から離さない

・１本ずつ丁寧に、前歯に向かって磨いていく

・前歯に到着したら、反対側の奥歯の奥からスタート

・ゴール地点は、左右とも同じ前歯にする（③⑤）

・舌側と頬側、上顎と下顎、同じように磨く

このとき、ゴールとなる前歯は左右とも同じにします。ゴールの歯が左右から2回磨かれることで、磨き残しを防止できます。

右側と左側、舌側と頬側、上顎と下顎、どこから始めても構いません。

ポイント④ 力加減

ペングリップで持って、毛先を歯周ポケットに当てて、力を入れすぎず小刻みに動かして……とお教えしていると、これまで「かため」の歯ブラシを使っていた方や、強い力でガシガシと磨いていた方は、釈然としない顔をされます。

「こんなに弱い力で、本当に汚れがとれるんですか？」

「かたい歯ブラシを使わないと、磨いた気にならないんですが……」

そのときは、強い力で押し当てた歯ブラシの毛先がどうなるか、手の甲に歯ブラシをぐっと押し当てて見せます。

強い力に負けて毛が大きくしなり、毛先も曲がって手の甲の表面から離れてしまいます。これでは、汚れを掃き出すことはできません。

また、システマで歯磨きをするとき、力を入れすぎると歯周ポケットの中が傷ついてしまうこともあります。傷は数日で治りますが、ヒリヒリとした痛みを感じるため、歯磨きが嫌になってしまうでしょう。

せっかく丁寧に磨いても、歯垢がとれていなかったり、歯肉を傷つけて痛みが出るようになれば、モチベーションが下がってしまいます。すると、歯磨きをすることが億劫になり、雑になり、歯周病の治療や予防の効果が落ちてしまいます。

歯周病を治すためにも、弱い力で小刻みに磨くことが大事なのです。

一方で、力が弱すぎても、汚れが十分に取れなかったり、マッサージ効果が薄くなってしまいます。

システマにどれくらいの圧をかけるべきなのか。

これを言葉でお伝えするのは、非常に難しいことです。

そこで、患者さんの手の甲に、まずはそっとシステマの毛先を当てます。そして、まったく力を入れずに、毛先で手の甲の表面を軽く撫でます。

「これくらいの弱さでも、毛先が当たっていることはわかりますね？」

「はい。でも、マッサージというよりも撫でられているだけのような……」

「そうです。これでは弱すぎるので、もう少しだけ力を入れてみます」

ここで、親指を軽くのせて〝くっ〟と、ひと押しします。この状態で小さく揺すると、毛先とともに手の甲の皮膚が小さく動きます。

すると、患者さんは「あ、さっきと違う。なるほど、これくらいの力加減がいいんですね」と、納得してくださいます。

文章ではうまく表現できないのですが、読者の皆様も、ぜひ自分の手の甲で試してみてください。

まったく力を入れずに撫でるだけの状態に、指一本で軽く力を加えて、小刻みに動かす。

この力加減がベストと考えています。

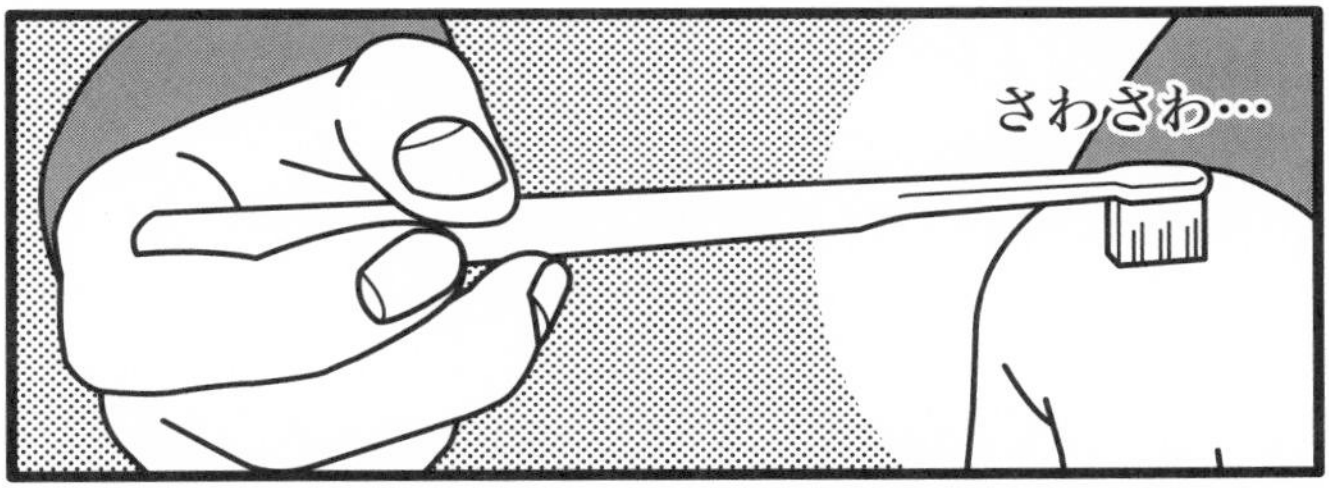

全く力を入れない状態では、歯ブラシの毛先が皮膚の上をさわさわ……と撫でるだけ。

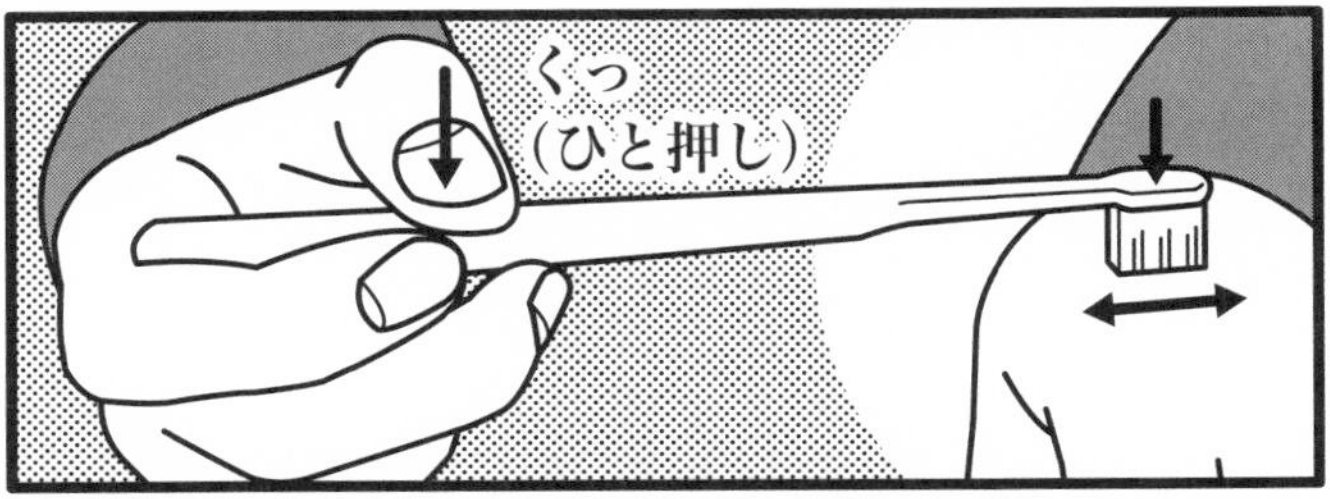

親指で軽くひと押しすると、毛先が皮膚を軽くおさえる。そのまま毛先を動かすと、皮膚も一緒に動くようになる。

ポイント⑤ 15分以上、できれば30分以上かけて磨く

一般的に、1回の歯磨きにかける時間は2~3分、長くても5分程度という人が多いのではないでしょうか。

当クリニックでは、1本目の歯ブラシで汚れを落とした後、2本目のシステマで15分以上、できれば30分以上歯周ポケットを磨いてくださいとお伝えしています。

大抵の患者さんは「そんなに長く?」と驚きます。

ですが、歯磨きではなくマッサージと考えれば、15分や30分は決して長い時間ではありません。肩や首が凝ったり、腰が痛くなってマッサージ屋に行ったとき、施術時間が長いほどよく解れて、血行が良くなったと感じますよね。

システマを使った歯肉マッサージも、それと同じです。長ければ長いほど血流が良くなり、健康な状態に近づいていきます。

もちろん、1日3回、毎回15分以上かけて……とは言いません。二刀流の歯磨きは1日1回、夜だけでも大丈夫です。

「1日1回でも、続けられるかな……」

それまで5分程度の歯磨きしかしてこなかった患者さんは、最初は自信なさそうに心配されます。それでも、毎月メインテナンスに通っていただくことで徐々に習慣化されていきます。

また、あっという間に３０分間が経ってしまう「ながら歯磨き」という方法もあります。これは後でお教えします。

（6）毎月のメインテナンスで治療・予防効果を高める

歯科の教科書には、メインテナンスの頻度は3カ月か半年に1回程度と書かれています。

ですが、何度も述べているように、当クリニックでは「1カ月に1回」をお勧めしており、高齢の患者さんが多いためか、実際に毎月来院していただいています。

・患者さんが磨ききれていない箇所のチェック
・うまく磨けていない箇所に対する、磨き方のアドバイス
・口の中全体のクリーニング

これを毎月繰り返すことによってホームケアのレベルが高まり、歯周病を防ぐことができるのです。

若くて軽度の歯周病患者さんであれば、3カ月に1回くらいでも大丈夫かもしれません。ですが、繰り返しになりますが、たとえ歯科医師や歯科衛生士でも、自分だけでは歯垢を100%除去できません。磨き残しが多い患者さんや、40歳以上で歯周ポケットが4ミリ以上の歯が何本もある患者さんの口は、すぐに汚れがたまってしまいます。3カ月に1回の掃除では、とても口の健康を保つことができません。

1カ月に1回来院してもらったほうが、歯周病の治療・予防効果が高くなる。これまでの経験から、私はそう感じています。

毛先が開いた歯ブラシはNG、電動歯ブラシも磨き方次第

歯ブラシは「毛先の弾力で汚れを掃き出す道具」です。そのため、常に「毛先が立った状態」でなければいけません。

強い力で歯磨きをする人は、すぐに歯ブラシの毛が広がってしまいます。その状態では歯に触れるのが毛先ではなく側面になるため、弾力が弱く、付着した歯垢をうまく掃き出すことができませんし、歯周ポケットにも入りません。

一般的に「ヘッドの外側に毛先が飛び出したら替えるべき」と言われていますが、それでは遅すぎます。とくにシステマは毛先が命なので、当クリニックでは基本的に1カ月で、強く磨くクセがある患者さんには2〜3週間で、歯ブラシを新品に交換するようお勧めしています。

また、最近は電動歯ブラシのテレビCMをよく見かけます。しかも「高速振動」「次世代」「高い歯垢除去率」など、いかにも歯垢が取れそうなワードが満載です。そのためか、患者さんから「どの電動歯ブラシがいいんでしょうか？」と質問されることが増えました。

また「私は○万円もする電動歯ブラシを持っているから大丈夫です！」と自慢げにお話しをされる患者さんもいます。

残念ながら、電動歯ブラシを使っている人で、きっちり歯磨きができている人を、私は一人も見たことがありません。これは私の想像ですが、口の中で〝ヴィーン〟という音が鳴り、手に振動を感じることで「掃除をしている気分」になってしまうのではないでしょうか。取り替え用ヘッドも安くはないので、毛先が開いても、そのまま使っているのかもしれません。

大事なことは電動かどうかではなく、本人がどのような磨き方をしているか、です。高額で最先端の技術が搭載された歯ブラシであっても、毛先が当たっていない部分の汚れを落とすことはできません。「普通の歯ブラシで汚れをしっかりと落とす歯磨きができる人」は、「電動歯ブラシで適当に磨いている人」よりも、口の中の健康が維持できているはずです。

電動歯ブラシを使うことが悪いと言っているのではありません。歯の汚れをくまなく落とすためには、モノよりも磨き方が重要ということです。

ですから、電動歯ブラシを持って来院していただき、歯科衛生士から磨き方の指導を受けて実践されるのであれば、テレビＣＭで謳っているような効果が得られるかもしれません。

また、病気やケガ、障害などによって手を上手く動かせない人が電動歯ブラシで歯磨きをすることは、とても有効です。ただしその場合も、歯科衛生士の指導を受けていただくのがベターです。

デンタルフロス・歯間ブラシは〝補助〟

だいぶ前ですが、アメリカで「フロス　オア　ダイ」という言葉が流行ったことがあります。歯周病が糖尿病や心臓病、脳梗塞、動脈硬化など、さまざまな病気に関係していることから「歯磨きを疎かにすると病気になる。だからフロスを使いなさい。フロスを使わないと死にますよ」というメッセージです。

しかし、

「毎日フロスを使って、歯の間までしっかり歯磨きをしています！」

そんな患者さんでも歯間に磨き残しがあり、それが原因で歯周病になることがあります。歯の表面だけではなく歯周ポケットまでフロスを差し込まなければいけません が、通常のフロスでは歯周ポケットの中に入らないためです。

また、持ち手付きのフロス（小林製薬の「糸ようじ」など）は、垂直に差し込むことしかできません。歯と歯の間が広ければ多少は左右に動かすこともできますが、ある程度歯間が詰まっていて、歯肉付近で歯の表面がカーブして隙間が空いている場合は、ロールタイプのフロスなら有効ですが、持ち手付きフロスでは届かないため、磨き残しが生じてしまいます。

歯間の歯垢除去には「歯間ブラシ」も有効ですが、やはり歯周ポケットの中までは届きません。

フロスや歯間ブラシを使って丁寧に磨いていれば、必ず歯周病を防げる――わけではありません。定期的にメインテナンスを受けて、磨き残しの有無を確認し、その箇所をキレイにするための磨き方を身につけてください。

最も大事なことは、続けること

メインテナンスを受けてから2～3日は教わった方法で歯磨きができても、日にちが経つと元の磨き方に戻ってしまい、次の予約日が近づくと教わった磨き方を思い出して頑張り始める……という患者さんは、実はたくさんいらっしゃいます。そのことを自覚されて「だから私は、毎月来ないとダメなんですよね」と苦笑される方もいます。

そのようなときは、次のようにお伝えしています。

「できない日があっても、大丈夫ですよ。でも、できない日が何日も続くと歯周病が悪化したり、治りが遅くなってしまうので、できるだけ早く挽回していきましょう」

また、どうしても歯ブラシの持ち方を直せない患者さんもいらっしゃいます。

その場合は磨き残しがある歯をお伝えして「この歯だけ、健康歯磨きの持ち方と角度を意識して磨いてください。他の歯はキレイに磨けているので、ひとまずいつも通りのやり方で結構です」と指導します。

何十年も自己流でやってきた歯磨きから、まったく違う二刀流の歯磨きに変えて定着させる。これは一朝一夕でできることではありません。

ある患者さんは、何カ月経っても強い力で磨く癖が抜けなかったのですが、毎月歯ブラシの持ち方や当て方を確認し、弱い力で磨くための方法を、患者さんと一緒に試行錯誤し続けました。

すると半年後くらいに、ふとした拍子にコツを掴んで
「あ、わかった気がします」

と、おっしゃって、どんどん改善していきました。

毎月来ていただくことの重要性を再確認した事例です。

そのため、私たちはいつでも患者さん一人ひとりに寄り添い、モチベーションを維持できるよう「目から鱗が落ちた」、「腑に落ちた」と感じられる説得力ある提案やアドバイスを心がけています。

健康歯磨き〝習慣〟を身につけるための３か条

歯磨きは幼少時代から続けてきた生活習慣のひとつです。そのため、違う歯磨き方法を身につけるということは〝やり方〟だけではなく、日常の中にある〝習慣〟への認識を変えるということです。

それは容易なことではありません。

新しい歯磨き習慣を少しでも早く身につけていただくために、最初に覚えていただきたい３つのポイントをお伝えします。

第１条「自分の歯に感謝の気持ちを持つ」

自分の歯でご飯を食べることができる。

これは「当たり前のこと」ではなく、「とてもありがたいこと」です。

当たり前と思っているうちは、感謝の気持ちを抱くことができません。それは健康のありがたみと同じで、失ったり損なったりして、初めて気がつくものです。

ですが、失ってからでは手遅れです。とくに歯は、一度失ってしまったら二度と元に戻りません。「もっとケアしておけばよかった」と後悔しないためにも、自分の歯があることに感謝し、大切にしましょう。感謝の気持ちがあれば、毎日のケアに気持ちが入り、より丁寧に磨くことができると思います。

もちろん、忙しくてそのような気持ちを抱く余裕がない日もあるでしょう。それは仕方がないことですが、頭の片隅に置いておき、少し時間があるときに思い出して、できる範囲でケアをしていきましょう。

第2条「座って長時間磨く」

歯磨きを15分以上、できれば30分以上してくださいとお願いをしたとき、多くの患者さんは難しい顔をされます。そのときは、次の質問をします。

「歯ブラシは、どこに置いていますか？」

ほとんどの人は、洗面台に置いています。洗面台の鏡の前で、立って歯磨きをしています。

立った状態で歯磨きだけを行う。それを長時間やりましょうというのは、難しい注文です。すぐに疲れてしまいます。

ですが、歯磨きを洗面所でやらなければいけないというルールはありません。

加えて現代人はどの世代も忙しいため、歯磨きのためだけに毎日１５分間や３０分間というまとまった時間を確保することは困難でしょう。

そのため当クリニックでは「座って磨く」「ながら磨き」を提案しています。

家の中で、一番長い時間を過ごす場所はどこでしょうか。

多くの人は、テレビなどが置いてある「居間」と答えます。

それなら、居間のソファーや椅子の近くに、歯ブラシを置いてみるのはいかがでしょうか。腰を下ろしてテレビの電源をつけたときに、ついでに歯ブラシも手にとって、テレビを見ながら歯磨きを始めるのです。

歯磨き剤を使わなければすぐに口をゆすぐ必要はありませんし、座ってリラックスした状態でテレビを見ていれば、１５分間はあっという間に経ってしまいます。

他にも、YouTube などの動画を見ながら歯磨きをする。好きな音楽を聴きながら歯磨きをするなど、日常の中で「座って○○しながら歯磨きをする」ことができる場面は、たくさんあるのではないでしょうか。

ぜひ、その近くに歯ブラシを置いてみて下さい。

第3条「歯磨き剤は使わない」

「先生、歯周病に効くお勧めの歯磨き剤はありますか？」

通院を始めて間もない患者さんからは、このような質問を受けることがあります。

第1章でお話ししたように、歯周病は、①歯ブラシで歯周ポケットをキレイに掃除し、②健康な歯肉を獲得して、③溶けてしまった顎の骨の頂上を徐々に白く硬く回復させることで、改善していく病気です。歯磨き剤の力で治ることは、ほとんどありません。

そのため当クリニックでは、歯磨き剤を使わないことをお勧めしています。

歯磨き剤に含まれている消毒薬は、確かに細菌を殺します。しかし、歯垢の除去で最も確実な方法は歯ブラシの毛先で掃き出す機械的方法であり、消毒薬などの化学的

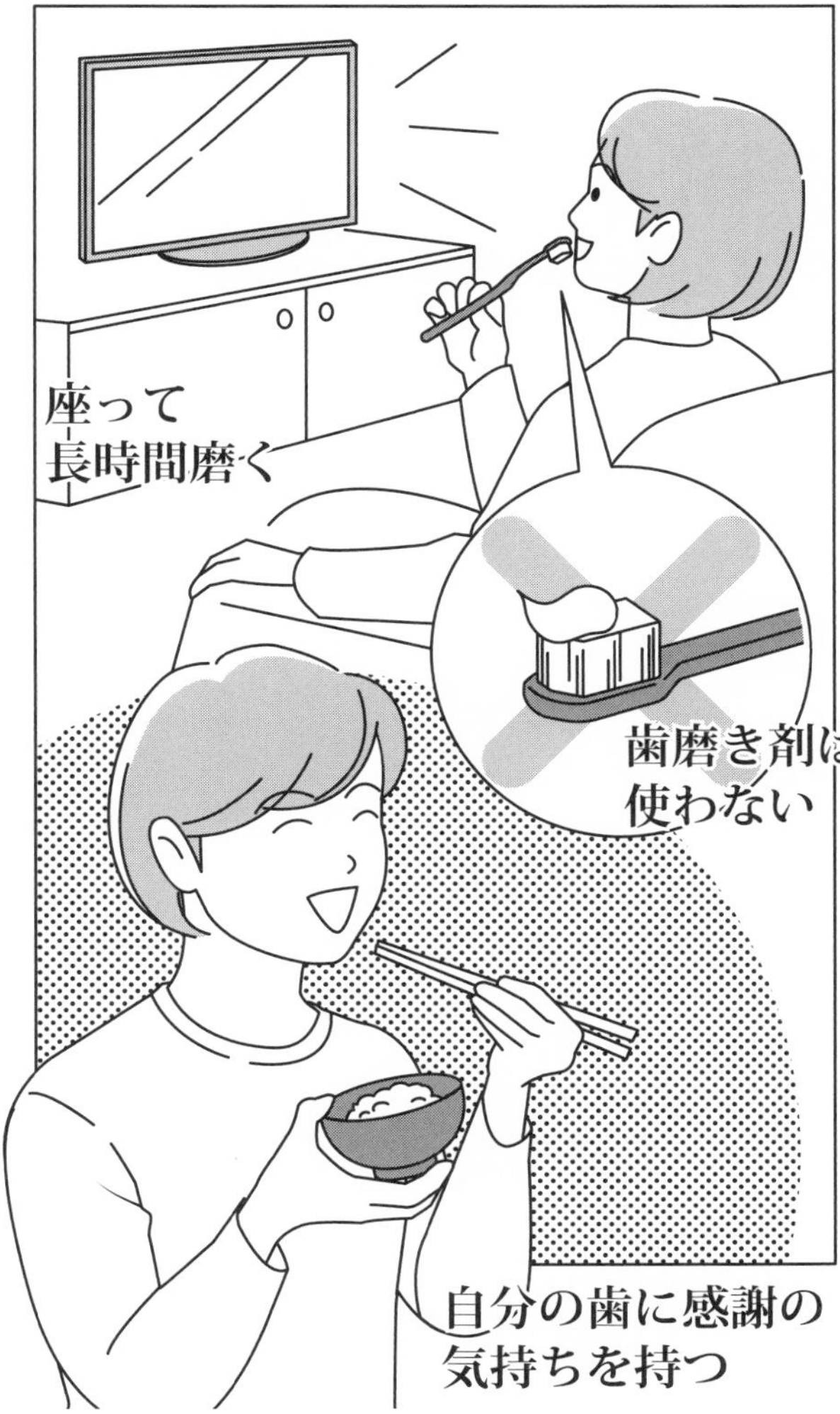
座って
長時間磨く
歯磨き剤は
使わない
自分の歯に感謝の
気持ちを持つ

方法はあくまで補助です。まずは、歯ブラシで歯垢をキレイに取り除く方法を身につけることが大事なのです。

歯磨き剤を使うと口の中が泡でいっぱいになってしまうため、すぐに口をゆすぎたくなってしまいます。うがいをして口の中の泡がなくなると、とてもサッパリします。ペパーミントやハッカ油、メントールなどの香料が、口腔粘膜に清涼感を与えているためです。

まだ歯垢が残っているにも関わらず、口の中がキレイになったような気分になってしまい、そのまま歯磨きを終了してしまう。ここに、大きな落とし穴があります。

「私は一日に3回、食後にきちんと歯を磨いているのに、どうして歯周病になってしまうのですか？」

このように尋ねる患者さんは、この落とし穴にはまっているのでしょう。

磨いているつもりで、磨けていないのです。

「歯磨き剤を使わなくても、本当にキレイになるんですか？」

「口の中が気持ち悪くなりそう……」

最初はこのような不安を抱くかもしれません。ですが、実際にやってみると、

「確かに、歯磨き剤はいりませんね」

「歯ブラシだけでこんなにサッパリするなんて思わなかった」

と、多くの患者さんが納得されます。

「できなかった日」があってもいい

生きているうちは、必ず食事をします。食事をしたら口の中が汚れるため、掃除をする必要があります。

そのため、歯磨きは死ぬまでずっと続けなければいけません。

理想は毎日きっちり磨くことですが、私たちの日常は必ずしも安定しているわけではありません。仕事や家庭の都合、季節ごとの環境変化、ときには天災に見舞われたり、病気に罹ったりしてしまいます。そうした身体に与えられるストレスは、精神にも影響を与えます。時間や体力に余裕があったとしても、気力が失われたり、集中力

が減衰したりして、しっかり歯磨きができない日もあるでしょう。

そのようなときは「できなくてもいい」と諦めることも肝要です。

仮に、1カ月間100点の歯磨きができたとしても、そこで終わりではありません。翌月に力尽きて0点になってしまったら、先月どれだけキレイになっていても元の木阿弥です。

社会生活をしている私たちに、体力、精神力、時間的余裕等に波があるのは当然です。無理はせず、できるときはしっかり磨き、難しいときは諦めて、可能になったらまた頑張る。

「今日は5分しか磨けなかった」のであれば、次の休みの日に時間をかけて汚れを落とし、マッサージをすればいいのです。

「今週は3日しかちゃんと磨けなかった」のであれば、次の週は4日磨けるよう頑張ってみる。さらに1カ月、3カ月、半年、1年という長い目で見れば、今日や今週できなかったとしても、挽回のチャンスはいくらでもあります。

また、「寝る前に30分かけて歯磨きをする」と決めたのに、どうしても実行できないときは、他の時間帯で試してみたり、寝る前に行っている歯磨き以外のタスクを別の時間帯でできないか整理してみるのはどうでしょう。どうすればいいのか自分で思いつかないときは、かかりつけ歯科医院の先生や歯科衛生士に相談することで、新しいアイデアや視点が得られるかもしれません。

歯磨きは生活習慣の一つですから、患者さんの日常生活の悩みや問題は、歯のケアと一見関係ないように見えても、必ず間接的に影響を与えています。

だからこそ、当クリニックでは一人ひとりの患者さんに、寄り添うように接しています。普段どのような生活をされているのか、不安や心配の原因がどこにあるのか、治療中の会話等からできるだけ把握するよう努めています。その上で、健康歯磨きを続けていただくために、少しでもいいアドバイスができるように努めています。

大事なことは、一生続けることを諦めないこと。そして、どうすれば続けられるかを考えることです。

この章でお話しした「歯磨き剤を使わずに、座って楽な姿勢で、長時間歯磨きする」、これを続けて理想的な歯肉となることが歯周病克服の近道であり、最重要ポイントです。克服できればおのずと歯周病による全身疾患の回避に繋がり、ひいては健康寿命を延ばすことが可能になります。

患者さんからの質問（Q&A）
「夜勤の日は、いつ歯磨きをしたらいいですか？」

夜勤明けの寝る前に行うのが理想ですが、疲れが溜まっていたり、眠気が強くなっているときは、時間をかけた歯磨きは難しいかもしれません。その場合は、寝る前に汚れを落とす歯磨きだけ行い、起きてから5分でも10分でもいいので、可能なタイミングでシステマを使った歯肉マッサージを行ってください。

夜勤の翌日がお休みの日で、時間がとれるのであれば、しっかり疲れをとったあとに、15分〜20分かけてマッサージしましょう。

「リビングで歯磨きすると、家族が嫌がるのですが……」

患者さんが「家の中で一番長く過ごす場所」は、他の家族にとっても同じようにリラックスできる場所かもしれません。

その家族に同じ歯磨き習慣がなければ「なんでここで歯を磨くの？」と、異様な風景に見えてしまうこともあります。幼い子どもであればそのうち慣れるかもしれませんが、年齢を重ねるほど新しい事柄を受け入れるのが難しくなります。

だからといって「洗面台で立って磨く」スタイルに戻ることはありません。

リビングと同じくらいリラックスできる別の部屋に、他の家族があまり入ってこないタイミングを見計らって、スマートフォンやタブレットなど「ながら磨き」ができるアイテムとシステマを持って、入室しましょう。

「歯磨剤を使わなくても、磨いてる最中、つばがあふれて歯ブラシの柄まで伝ってくるのですが……」

……

歯磨き中のつばは、こまめに飲み込んでください。コツとしては歯ブラシを動かすとき、上下の唇をしっかりと閉じながら磨いてください。

「気持ち悪くて飲み込めない」という人もいらっしゃると思いますが、おそらく日中は、口の中に唾がたまるたびに飲み込んでいると思います。歯磨き中のつばも、それと同じです。最初は慣れないかもしれませんが、思い切って飲み込んでみてください。何度か繰り返せば、抵抗感はなくなるでしょう。

どうしても飲み込めない人は、歯磨きのときにティッシュをそばに置いておき、つばがあふれそうになったらティッシュに吐き出して捨ててください。

「洗口剤は、歯周病にはまったく効果がないのですか？」

アメリカ歯科医師会において、１９８８年に効果的な洗口剤として認定されているのは２つだけです。「ペリデックス」と「リステリン」です。

この２つの洗口剤は、歯垢や歯肉炎の抑制に効果があることが認められています。ペリデックスはアメリカ専売で、日本では「コンクール」、「バトラーＣＨＸ洗口液」などと同じです。その効果はうがいをしている間だけでなく、その後２４時間ほど維持されているると考えられています。ただし、歯垢が付いたままでは効果がありません。しっかりと磨いた後に使いましょう。

「リステリン」は粘膜に対して刺激があるものが多く、ブラックガムのように口の中が熱くなってしまうため、当クリニックで洗口剤を勧めるときは、比較的刺激が少ないコンクールをお勧めしています。

「主人がひどい歯周病ですが、夫婦間で歯周病はうつりますか?」

旦那様の歯周病菌が、なんらかの理由で同居している奥様の体に侵入し、奥様の口腔内に定着して増殖し、歯周病を発症する……「うつる」ということは、このような一連のメカニズムとなります。

しかし、他者の歯周病菌を口腔内に定着させ、それによって歯周病が発症したことを確認した臨床研究は、今のところありません。

そのため、同居している家族が重度の歯周病であっても、本人がしっかりと口腔ケアをしていれば、うつる可能性は極めて低いと考えていいでしょう。

◎第3章のまとめ

・歯磨きは、歯の表面に付着した歯垢を落とすための歯ブラシと、歯周ポケットの掃除＋歯肉マッサージのための歯ブラシを使い分ける〝歯ブラシ二刀流〟で行うことが効果的である。

・歯ブラシはペングリップで持ち、歯と歯肉の境目に45度の角度で当てて、弱めの力で小刻みに磨く。

・奥歯の奥からスタートし、1本ずつ丁寧に磨く。

・歯磨き剤はつけずに、座って15分以上磨き、汚れを落とすだけではなく、歯肉をマッサージして歯肉の血行を良くする。

・毎月のメインテナンスで磨き残しを確認し、歯周病の治療・予防効果を高める。

第4章 健康歯磨きを続けている人たち

前章でお伝えした当クリニック独自のブラッシング方法は、歯ブラシを2本使う、歯磨き剤を使わない、座って長時間磨くなど、他の歯科医院とは大きく異なるやり方です。「本当に効果があるのか？」「続けられるものか？」と、疑問に思った方もいらっしゃるでしょう。

そこで本章では、歯周病が改善した当クリニックの患者さん3名に、健康歯磨きの指導を受けた当初の感想や、毎月のメインテナンスと健康歯磨きを継続できた理由、口の中や全身の健康、生活面での変化などについて、率直にお話しいただきました。

生活習慣、仕事や家庭の事情、体質などは千差万別ですが、何かひとつでも参考になりましたら幸いです。

【Kさん（40代・女性）】

歯周病が進み、歯ぐきの切開手術を受けることに

私は2016年から友愛歯科クリニックにお世話になっていますが、その頃は「歯が痛くなったら通院する」という意識しかありませんでした。

定期的に診てもらったほうがいいとは思っていましたし、メインテナンスのハガキも受け取っていました。それでも、家事と育児と仕事で忙しいこと、「今は痛くないから大丈夫」という勝手な判断で、いつも後回しにしていたのです。

当時の歯磨きは1日1回、寝る前のみ。泡立つタイプの歯磨き剤を歯ブラシにつけて、軽くカシャカシャと歯の表面を磨き、うがいをして、3分間くらいで終了していました。

2019年1月、左下の歯ぐきが腫れて、痛みを感じるようになりました。

大したことではないと思い、様子を見ていましたが、すぐにがまんできないほどの

強い痛みに襲われるようになり、受診しました。

「歯周病が進んでいます」

先生にそう告げられても、私は「え？」と、首をかしげるだけでした。歯周病という言葉はもちろん知っていましたが、自分がそうなるとは思っていなかったのです。

先生から、いわゆる歯槽膿漏であり、歯ぐきが腫れているだけではなく、歯を支える骨が溶けていること。そして、歯ぐきを切開して膿を出す手術が必要であると説明されて、初めて自分の口の中がひどい状態になっていると知りました。

手術を受けている間も「まさか自分がこんな病気になるなんて」という不安や戸惑いでいっぱいでした。そして、ずっと先生に勧められていたのにメインテナンスを受けなかったことを、心底反省しました。

自己流の歯磨きを止めて、健康歯磨きを習慣づける

治療のおかげで腫れと痛みがおさまった後、生まれて初めてブラッシング指導を受

けました。そして、自分がとても雑な歯磨きをしていたことが、よくわかりました。とくに、歯ブラシの角度には驚きました。私は歯に対してほぼ90度の角度で当てて、ガシャガシャと力を入れて磨けばキレイになると、いつの間にか思い込んでいたからです。

歯磨き剤を使わないことにも、びっくりしました。最初のころは「ちゃんと磨けているのかな」と不安に思うこともありましたが、何度か繰り返すうちに、歯磨き剤を使わなくても口の中がサッパリするようになりました。逆に、歯磨き剤を使うと歯の汚れが落ちているのかどうかが判断できなくなると気づき、「なるほど、確かに歯磨き剤はいらないな」と、深く納得しました。

30分間かけて磨くようにと言われた時も、正直「長いなぁ」と思ったのですが、座ってテレビを見ながら磨くというコツを教えていただき、実際にその通りに磨いてみたら、あっという間に30分間が経ってしまいました。

歯ブラシの角度、毛先を当てる位置、力加減、時間……。それまで意識したことのないことばかりで、初日は「全部ちゃんとできる自信はないな……」と思いましたが、歯周病がひどくなったときの痛みを二度と味わいたくないという気持ちがありましたし、先生やスタッフの皆さんがとても丁寧に教えてくださったので、前向きに頑張ることができました。

朝はバタバタしているため難しいのですが、昼休みなどに可能な範囲で、時間をかけて磨いています。とくに寝る前は、歯磨きの時間を３０分間確保するように意識しています。

忙しいときはサボってしまう日もあります。疲れすぎて、夜に歯を磨きながら眠ってしまいそうになり「もういいや」と、早々に切り上げることもあります。毎日きっちり続けることは、やはり難しいです。

それでも３０分間かけて磨くことの大切さは、しっかり根付きました。「今日サボったから、明日はちゃんとやろう」と思うことができます。

とくに毎月のメインテナンスでは、歯科衛生士さんに口の中を診てもらうと「最近、忙しかったですか？」と、サボっていたことがすぐにばれてしまいます。以前は「えっ、……はい、少し」と、見破られることにどぎまぎしましたが、プロの目は誤魔化せないからこそ、その日から再び気持ちを引き締めて取り組めるようになるのです。

継続の原動力は、スタッフさんたちの優しさ

「痛くなってから歯医者に行って治してもらうのではなく、痛くなる前に悪いところを発見してもらうために、定期的に通院するべきだ」

歯周病になっていたことに気づかず放置して、さんざん痛い思いをしたため、私は予防歯科の考えを比較的スムーズに受け入れることができました。

毎月のメインテナンスでは、自分では磨けていないところや、炎症が起こっているところを指摘していただき、「こんな感じで歯ブラシを当てて磨いていきましょう」、「歯間ブラシはこんなふうに入れて……」と、その時の状態に合わせた磨き方を教えてもらっています。

そうした指導を受けるたび「なるほど」、「確かに！」という驚きや納得があり、その通りに磨くことができた翌月は「良くなっていますよ、がんばりましたね」と、褒

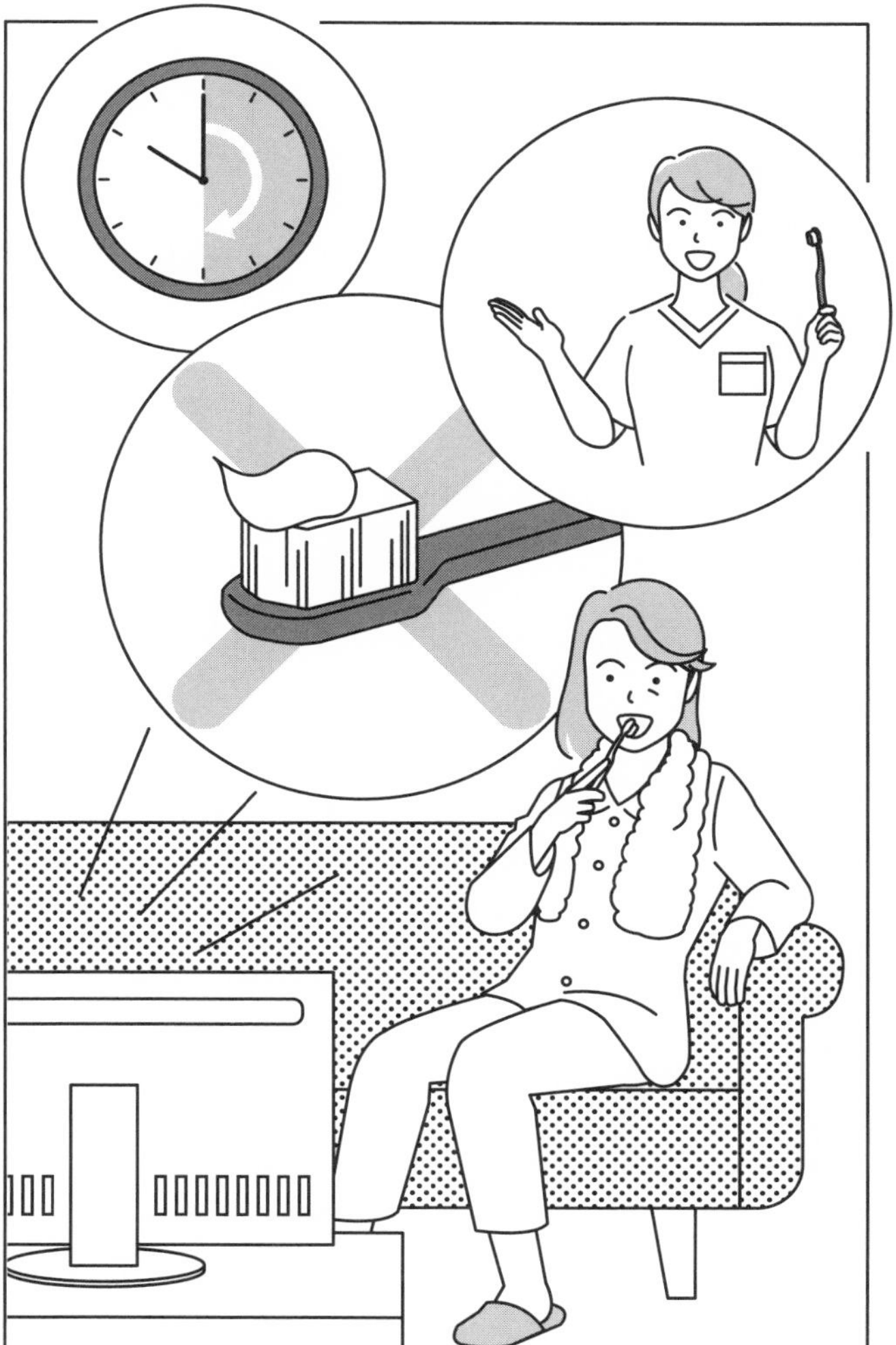

めてもらえます。うまくできなかったとしても、決して叱られることはありません。別の方法を考えて、教えてくれます。

また、年に数回レントゲン撮影をして、以前と比べて骨の状態がどのように変化したのか、教えてもらうこともあります。歯や歯ぐきの状態はある程度自分でも観察できますが、その下にある骨の状態はレントゲンでなければわからないため、回復していることが確認できると、とても励みになります。

もちろん、必ず良くなっているわけではありません。

仕事や育児が忙しい時期は歯磨きをサボりがちですから、以前と変わらない状態であったり、逆に悪くなってしまったときもあります。

そんなときも、

「最近、大変でしたもんね。これから頑張って挽回していきましょう」

と、優しい励ましとアドバイスをもらえます。

毎月の通院を続けられる一番の理由は、先生やスタッフさんが優しいからです。

いつも「他に、何か気になることはありませんか？」と尋ねてくれるので、歯に関係ないことでも、心配なこと、困っていることなどをその都度相談しています。すると、専門外のことでも真摯に考えて、どこに相談したらいいのか等、必ず何かのアドバイスをくださいます。

歯のことや歯以外のこと、何でも安心して相談できるからこそ、忙しくても毎月受診したい、必ず行こう、と思えるのです。

子どもにも良い影響が……？

現在は、歯ブラシはもちろん、ジェル状の歯磨き剤とコンクール（洗口剤）、歯間ブラシを使って歯磨きをしています。一日の終わりにしっかり磨くことを習慣にできるよう努力し、今はそれが日常になっています。

私が家でテレビを見ながら３０分以上歯磨きしている姿を、当然、子どもは毎日見ています。「まだ磨いてるの？」と言われたことは、何度もあります。

そんなふうに、頻繁に目にしているからでしょうか。子どもも歯磨きを面倒臭がらず、しっかりやっています。時間をかけて歯を磨くことの大切さを感じ取ってくれているのなら、私のようにひどい歯周病にならずに済むかもしれません。

スタッフより

Ｋさんは３０代のころから歯周病の兆候があり、年齢とともに症状が進んでいました。

「この年齢でこの状態だと、将来は総入れ歯になってしまうかもしれない」と心配し、メインテナンスを勧めたり、ハガキを出したりしましたが、なかなか足を運んでもらえませんでした。

そしてついに、手術が必要なほど悪化してしまいました。

その状態からの回復には、歯ブラシだけでは足りなかったため、フッ素が配合されたジェル状の歯磨き剤（泡は立たない）、歯間ブラシ、コンクールを勧めました。

Ｋさんの場合は、歯間ブラシやコンクールは補助という位置付けではなく、歯ブラシとセットで「必ず行うべきケア」でした。そこまでやらなければ、月に1回の通院でも挽回できない恐れがあったのです。

忙しい毎日を送っていると、人は「まあいいか」「この次にしよう」と、どうしても怠けがちになってしまいますし、患者さんから「仕事や子育てで忙しいから、そこまでできない」と言われてしまっては、こちらも強く言えません。歯科医師やスタッフがどれだけ話しをしても、生活習慣を変えるには、本人の意思が必要です。

Ｋさんは会社で働き、家でも子育てと家事で忙しそうでした。繁忙期は仕事が忙しく、子どもの学校行事にも参加しなくてはいけないため、なかなか自分のための時間をとることができません。

それでも、諸々の合間を縫って毎月メインテナンスに来院し、自宅でのケアも頑張ってくれました。その甲斐あってどんどん回復し、当初はグラついていた歯も、今はほとんど問題ありません。このままの状態でいけば、１００歳を迎えても入れ歯にはならないでしょう。

モチベーションを保ち続けてここまで挽回できたことに、いつも拍手を送りたい気持ちになります。

もちろん、本人が言っていたように波はあります。それは、生身の人間であれば当然のことです。常に右肩上がりというわけにはいきません。良いときもあれば、良くないときもある。だからこそ、毎月しっかりと診る必要があるのです。

嬉しいことに、Kさんのお子様にも、良い影響があるようです。

歯磨きに対する意識は、家庭によって違います。歯科医院でしっかり指導しても、親が家で適当な歯磨きをしていたら、子どもは「これでもいいんだ」と思ってしまいます。

とくに、まだ自分で上手に磨けない幼い子どもにとっては、親の「仕上げ磨き」が重要です。子どもが嫌がるからと、短時間で簡単に済ませてしまうケースもあるようです。そのような磨き方をされた子どもは、やはり歯磨きの大切さを実感できません。

テレビを見ながらの歯磨きは、自然と長くなります。子どもの頃に習慣づけば、将来的にもかなり安心できると思います。

【Nさん（60代・男性）】

「目からウロコが落ちる」の連続

友愛歯科クリニックには、２００５年にむし歯の治療をしていただいたときから、長年お世話になっています。

それまで私が行っていた歯磨きは「歯磨き剤を多めにつけて強めに磨く」でした。いま思えば実際には全然磨けていないのに「キレイに磨けた」と、大きな勘違いをしていたのです。

むし歯の治療で通院している間、待合室の掲示物を見ると「座って磨く」とか「歯磨き剤は使わない」とか、他の歯科医院では見たことも聞いたこともない言葉があり、どういうことだろうと不思議に思っていました。治療が終わった後、ブラッシングの練習をしましょうと言われて「はい」と答えられたのは、その好奇心もあったからです。

当時、私は歯ぐきが痩せていて、たびたび沁みることがありました。そういう体質だと思っていたのですが、それは間違いでした。歯磨きの力が強すぎて、歯ぐきが痩せていたのです。そのため、ブラッシング指導ではとくに、弱い力で優しく磨くための方法を教えていただきました。

指導を受けて実践していくうちに、私の中で歯磨きへの認識が大きく変わりました。とくに、歯磨き剤と力加減です。

以前はテレビCMのように歯磨き剤をたっぷりつけて、力いっぱいゴシゴシと磨いていました。強い力で汚れを落とし、多めの歯磨き剤でさっぱりさせる。それが歯磨きだと思い込んでいました。

ですが、歯磨き剤は使わなくてもいい、使うとしても少量でいいと言われて、その通りにしてみたら、本当に少量でも十分な泡が立ちました。たくさんつけるとすぐにうがいをしたくなり、歯磨きの時間が短くなってしまうのだと教えていただき、確かにその通りだと納得しました。

汚れを落とすのは強い力ではなく、歯ブラシの毛先にかける軽い圧力であること、歯周病の予防には歯ブラシの角度が重要であることなどを詳しく説明していただき、何もかも目からウロコが落ちる思いでした。

歯磨き習慣がガラっと変わった

「座って一本ずつ、１５分以上磨いてください」と言われたときは、少し長いなと感じました。しかし実際に一本ずつ磨こうとすると、歯ブラシの角度を調整しなければいけません。

「この歯は、歯周ポケットに当てるのがむずかしいな……」

「この角度なら、うまく当たるな。さて次は……」

と、一本ずつベストな角度を探しながら磨いていると、あっという間に時間が経ってしまいました。さらに、歯ブラシだけでは歯間が掃除できないとわかり、フロスも使うようになりました。

今は朝と夜で、別の歯ブラシを使っています。

朝は、少し固めの歯ブラシで、泡が出る歯磨き剤を少量つけて磨く。

夜は、毛先の細いシステマで、泡が出ない歯磨き剤を少量つけて、座った状態で歯ブラシを小刻みに動かして一本ずつゆっくりと磨く。

このように朝も夜も、歯磨きの時間をしっかり確保できるよう努めています。お酒を飲んで帰宅した日でも、時間をかけて歯磨きしてから寝ることが習慣化したので、まったく苦ではありません。

毎日頑張ってキレイにした歯を、月に一回のメインテナンスで確認していただき、磨き足りないところを教えてもらって、さらなるキレイを目指す。半年に1回くらい、レントゲンを見せていただいて、以前よりも良い状態になっていることを目で確認し、成果を実感する。

それを繰り返しているうちに、歯医者さんは「歯が悪くなってから行くところ」ではなく、「歯が悪くならないように定期的に通うところ」という認識に変わり、何十年と続けてきた歯磨きの習慣が、全く違うものになりました。

また、最初のころはメインテナンスのたびに特定の場所に磨き残しがあると指摘されました。自分では気づかない歯磨きのクセがあったのです。

人によって歯の形や歯並びは違いますし、歯磨きは子どもの頃からずっと行っています。だからこそ、自然と自分なりの磨き方が形成され、気づかないうちに歯磨きのクセが生じてしまうものなのだと、教わりました。

それを指摘してもらい、自覚して、直していく。

これは本当に大事なことだと感じました。

自分の歯が愛おしくなった

ここまで続けることができたのは、阿部先生のおかげです。

私は昔、右側ばかりで噛むクセがありました。友愛歯科クリニックに来る前、右上の奥歯が悪くなってしまい、神経を抜く治療を受けました。そのとき歯科医師から「この歯は、近いうちに抜歯することになるかもしれない」と言われました。

友愛歯科クリニックに通院するようになってからも、先生から「左側でも噛むようにしてください」と言われていました。ですが、私は左で噛むことに違和感があり、左で噛んだときは食べ物が美味しいと感じられなかったため、そのクセが治るまで時間がかかってしまいました。

その間に、とうとう右の奥歯の根が割れてしまいました。

以前、先生に「8020運動」について教えていただき、自分も80歳になるまで20本の歯を維持したいと思っていたため「ついに抜歯か、さっそく1本失うのか……」と落ち込みました。

すると先生が、

「この歯を残せる確率は、低いですがゼロではありません。奥歯の根っこは3本あって、全部が割れたわけではないので、割れていない根を残して歯を保存することもできます。歯を抜くことはいつでもできますが、抜いてしまったら二度と元に戻せないので、残すための治療をしてみませんか」

と、言ってくださったのです。

その歯は、今も残っています。健康歯磨きを始めてから、抜いた歯は一本もありません。失うかもしれない歯を残せたことで、いまある歯をしっかり長持ちさせよう、大事にケアしようという気持ちが、一層強くなりました。

すべての歯にしっかりと歯ブラシを当ててキレイにするためには、それぞれの形や生え方、角度や向きなどを理解しなくてはいけません。この歯は少し斜めになっているからこの角度、この歯は舌側が磨きにくいから念入りに……等々、歯の個性への理解が深まるほど愛着がわき、どんどん自分の歯が愛おしくなってきました。

自分の歯に愛着が生まれると、ますます「歯磨きの時間」が日常の中で重要な時間になっていきました。子どもの頃から始まり、大人になってもずっと「面倒臭いな」と思っていた歯磨きがこんなにも大切な時間になるなんて、まったく想像していませんでした。

口の状態から健康状態がわかる

健康歯磨きを始めたばかりのころ、先生から「歯と会話をしながら磨いてください」と言われました。当時はよくわからなかったのですが、今はその意味がよく理解できます。

毎日同じように磨いていても、その日によって「あれ？」と、首をかしげる感覚に出会うことがあります。「何だろう、何か悪いのかな？」そう感じたとき、まさに歯が私に何かを訴えかけてくれているのです。

歯磨きをしていて気持ちがいい時は、体調も問題ありません。

歯ブラシの毛先が当たると「少し痛いな」と感じたり、出血したりしたときは、あまり休めていなくて疲労が溜まっていたり、睡眠が足りなかったりと、自覚がなくても何かしら無理をしているときです。

体調の良し悪しがダイレクトに反映されるため、歯や歯ぐきは健康のバロメーターのようなものかもしれません。

違和感を少しでも感じたら、私は次のメインテナンスの日を確認し、残りの日数を計算して、早急に体調回復プランを立てます。不摂生をせず、歯磨きのたびにその部分を念入りにマッサージするようにしています。健康な状態で診てもらって、褒められたいからです。

調子が良いときも、それが自己判断であることはわかっています。ですから、先生や歯科衛生士さんに診てもらい、「大丈夫ですね」と太鼓判を押してもらうことで、安心できます。

以前は少しくらい疲れても「まだ頑張れる」と無理をしていましたし、無理をしているという自覚もありませんでした。今は歯が教えてくれるサインを素直に受け止めて、気をつけています。

これは、歯磨き剤をたくさんつけて、口の中を泡でいっぱいにして歯磨きをしていたら、おそらく気づけない感覚だと思います。泡や刺激にごまかされない歯磨きをしているからこそ、変化を感じ取れるようになったのです。

また、通院すると先生や歯科衛生士さんは必ず「調子はどうですか？」と聞いてくださるので、私はあらかじめ答えを用意しています。

たとえば「歯磨きをしたときに、ここから少し出血がありました」、「とくに変わりはないんですが、最近少し寝不足気味で……」等々。

すると「出血はいつから、何回くらいですか？」、「何時間くらい寝ていますか？」と、より深く質問をしてくれます。

通院前に自分の健康状態を確認し、クリニック内でもう一段階深く確認する。

私にとっての毎月のメインテナンスは、全身の体調を再確認する機会にもなっています。

口の中は、自分では見えない部分がたくさんありますが、先生や歯科衛生士さんからはすべて見えてしまいます。何かを——たとえば歯磨きをサボったことを誤魔化そうとしても、疲れているのに元気だと見栄を張っても、確実にバレてしまいます。だからこそきちんと歯磨きをして、体調管理をしなくてはいけないと思えるのです。

勤務日に歯の被せがとれてしまったときは、会社の近くの歯科医院に駆け込むことがあります。そこでは、被せを直してハイ終わり、という感じです。それが普通なのかもしれませんが、どうも物足りなさを感じてしまいます。

友愛歯科クリニックでは、先生をはじめスタッフのみなさんが、とても親身になっ

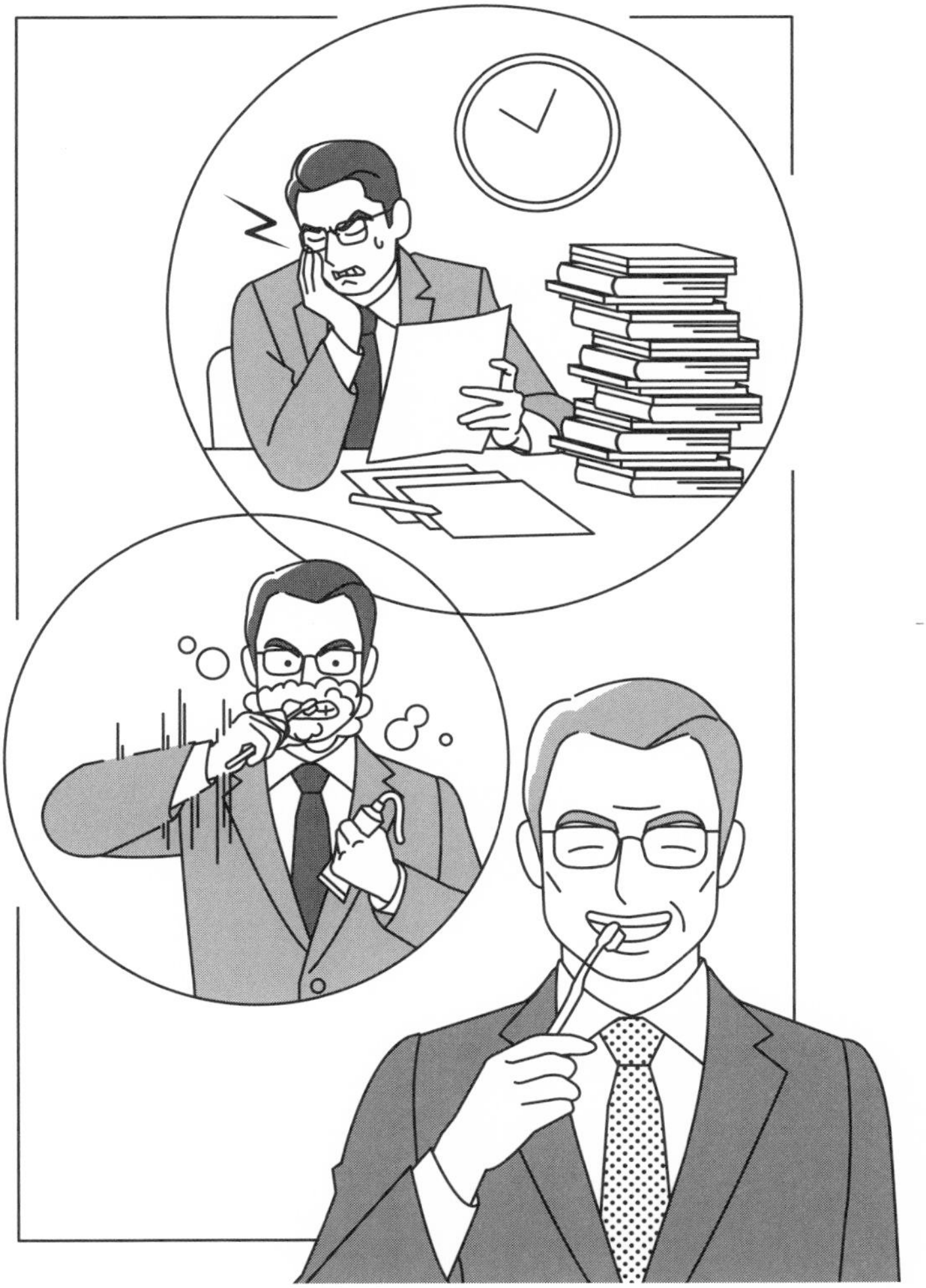

てくれます。どんな内容でもこちらの話に耳を傾けてくれて、真剣に考えて言葉を返してくれる。歯の悪いところを治すだけではなく、もっと大きな視点、歯の状態から全身の状態、さらに日々の生活や人生そのものにまで目を向けて、心を寄せてくださっている気がしています。

ですから「歯医者さん」というより、私にとっては人生を健康に過ごすための総合ケアを任せられる場所です。

スタッフより

Nさんは会社の役員やNPO法人の代表など、複数の役職をお持ちで、毎日忙しそうにされています。スケジュールは常に過密状態ではないでしょうか。そんな多忙な日々を送っているにも関わらず、毎月のメインテナンスも続けてくださっています。

継続は力なりと言いますが、それを実現するのは簡単なことではありません。人間ですから怠けたくなりますし、夜にお酒を飲んで遅い時間に帰宅したときは、しっかり時間をかけて歯磨きをする気力がなくなってしまいます。そんなときでも、Ｎさんは歯磨きを怠りません。自分の体力と気持ち、そして時間をうまくコントロールされていると感じます。

その甲斐あって、以前は噛みグセが原因で右上と右下の２歯に問題を抱えていましたが、かなり回復しました。歯周病は歯科医師が治すものではなく、本人が歯磨きと歯肉マッサージで自然治癒能力を高めて治すものだということを、見事に体現してくれました。

ほとんどの人が、自分の歯を残したい、入れ歯になりたくないと思っています。それでも、実際に自分の歯に愛着を持ち、しっかりケアできる人は多くありません。自分の歯を失って入れ歯で食事をするようになって、やっとケアに本腰を入れるようになるのです。

一方、Ｎさんは、歯を失う前に歯磨きの大切さを理解し、丁寧に磨くことで自分の歯を愛おしいと感じるようになってくれました。私がお伝えしたことはすべて忠実に実行してくださり、その努力が良い結果となって自身にかえってきているのです。

【Mさん（60代・男性）】

北欧人の予防歯科の考えに共感

私と阿部先生は同級生です。大宮で自営業をやっている私の店にときどき来てくれるため、友人でありお客様でもありました。

歯科医師と患者の関係になったのは、２０１０年です。私はそれまで自宅の近くの歯科医院に通っていたのですが、その先生が脳梗塞で倒れてしまったため、どこの歯科医院に行こうかしばらく迷っていました。そのうち、歯茎や歯が痛くなり、さらに詰め物まで取れて困っていたときに、先生が店に来てくれたのです。すぐに相談して、治療をお願いすることにしました。

最初は詰め物を治してもらうだけのつもりでしたが、「歯周病になっています」と言われて驚きました。歯茎が腫れやすくなったり、歯がグラグラしてきたなとは思っていましたが、それが歯周病によるものだとは全く考えていなかったのです。

そして、詰め物の治療が終わった日に「次は1カ月後くらいにどうですか」と、メインテナンスを勧められました。

私は長年、歯科医院は「歯が痛くなったら行くところ」と認識していましたが、この頃には少し考えが変わっていました。

キッカケは、スウェーデン人の友人と歯医者の話題になったときに「私たちが歯医者に行く目的は、歯が痛くならないようにするため」と言われたことです。スウェーデン人に限らず、ヨーロッパではそれが普通であると教えられ、驚くと同時に納得もしました。病気にならないように予防をする。考えてみれば、それは当然のことだったのです。

いい機会だ、自分もメインテナンスを受けてみようと思い、翌月の予約を取りました。

そして、最初の治療を終えてから今日までの１０年以上、私は毎月メインテナンスのために通院して、健康歯磨きも続けています。

システマの歯磨きで健康な歯肉を取り戻した

友愛歯科クリニックに通院するようになってから、歯や歯磨きに対する考え方が大きく変わりました。

歯磨きは、以前は1日1回、5分間くらいで済ませていましたが、朝と夜の2回磨くようになりました。朝はそれほど長い時間ではありませんが、口の中のネバネバがなくなる程度には磨いています。夜は、歯と歯ぐきの境目に歯ブラシの毛先を当てて、歯と歯の間にも毛が入るように意識して磨いています。

力加減は「頬の圧力だけでいい」と教わったので、歯ブラシを短く振動させるだけです。テレビを見ながら、上の歯を15分間、下の歯を15分間、合計30分間かけて磨くようにしています。

幸いにも店の営業時間は夜のため、帰宅が深夜になっても翌日の起床が遅いことから、時間を気にせず磨くことができます。テレビを観ながら歯磨きをしていると、気がつくと40分以上経っていた日もあり、本当にあっという間です。

以前は2本の歯ブラシを使っていましたが、今はシステマ1本のみです。歯磨き剤や他のものは一切使用せず、歯の表面と歯周ポケットの掃除、歯肉マッサージを行っています。

歯磨き剤をつけない歯磨きは、実は通院する前に見たことがありました。お客様との温泉旅行に阿部先生にも参加してもらったとき、先生が歯ブラシに何もつけず、そのまま口の中に入れて磨き始めたからです。

「歯磨き剤をつけないいんですか？」と尋ねると、

「つけなくてもいいんですよ」と普通に返されたので、私も真似をして一緒にやったことがありました。

そのとき「確かに、歯磨き剤はなくてもいいな」と感じたのですが、旅行から帰ってきた後は元のやり方に戻ってしまいました。友愛歯科クリニックで初めてブラッシング指導を受けたときに「そういえば」と、思い出したのです。

改めて詳しく丁寧に教えてもらい、その通りに続けているうちに「歯磨き剤はいらない、使う必要はない」という感覚が、どんどん強くなっていきました。

それまでのクセなどもあり、健康歯磨きをマスターするまでには時間がかかってしまいましたが、毎月のメインテナンスを受けているうちに、自然と身についていきました。どす黒くていかにも不健康な色だった歯ぐきが少しずつピンク色に変わっていったり、グラグラしていた歯の揺れが小さくなっていくなど、「自分の口の中がどんどん健康になっていくぞ」と実感できたため、モチベーションが下がることはありませんでした。

また、口の中の掃除をしてもらう時間が、昔に比べると短くなっている気がします。もしかしたら、磨き残しが少なくなってきているのではないかと嬉しくなります。

それでも「もうメインテナンスは必要ない」と思ったことは、一度もありません。歯科医師や歯科衛生士でも磨き残しをゼロにはできないと聞いていますから、月に一回の掃除は絶対に必要です。また、歯周ポケットが深くなってしまうときもあります。それは自分では決してわからないことなので、指摘していただくことで、家でのケアに気合が入り、回復に向かうことができるのです。

私は日中にあまりやることがないので、時間的に余裕があります。毎月の通院は「月に一回、同級生に会いに行く」という感覚で、楽しみの一つになっています。

体育会系の精神がプラスに

私は今、店の経営と並行して、ある大学の水泳部の監督をしています。学生時代からずっと水泳をやっていて、プロになったことはありませんが、国体に出場したことはあります。

十代のころから、信頼できるコーチから指導された事は、必ずやると決めていました。間違いなく成長できると信じられるから、忠実に実行しました。その考え方は60代になっても変わりません。

私が何十年も続けてきた自己流の歯磨きから健康歯磨きに切り替えることができたのは、阿部先生を心から信頼し、言われたことをやっていれば間違いなく歯周病が治る、健康になれると信じたからです。先生も私が体育会系の人間であることを理解しているので、

「毎日の歯磨きは、歯ぐきが細菌に負けないように、強く鍛えるためにやるんですよ」と、説明してくれました。鍛えるための行為すなわちトレーニングであれば、私は毎日30分以上やることに何の抵抗もありません。健康歯磨きを続けることができたのは、そうした体育会系特有の精神もあるのかもしれません。

丁寧かつ聞き上手・話し上手

阿部先生を信頼しているのは、昔からの友人というだけではなく、詰め物を治す最初の治療で、とても丁寧にやってくれると感じたからです。

以前通院していた歯科医院での治療は、そのように感じたことはありませんでした。私に歯科の専門知識はありませんでしたが、最低限のことを淡々とこなしている雰囲気でした。また、歯が少しグラついてきたら「これは抜くしかないですね」とあっさり告げられました。

阿部先生は、できるだけ歯を抜かない方向で治療を考えてくれます。患者の歯を大切に思ってくれていることが伝わるので、安心して任せることができるのです。

もし、私が友愛歯科クリニックに通わず、健康歯磨きを知らないまま過ごしていたら……そんな風に考えると、ぞっとします。歯周病が悪化し、グラグラしていた歯はすべて抜けていたに違いありません。私の歯が２５本も残っているのは、毎日のケアと、月に1回のメインテナンスのおかげなのです。

「先生の言葉を信じて、頑張ってみよう」

そう思える歯科医師に出会う。

そこが、歯周病を予防し、健康になるためのスタート地点ではないでしょうか。

また、先生は患者の話をよく聞いてくれますし、いろいろな話をしてくれます。とてもわかりやすく教えてくれますし、相談や質問をしたときの返事がいつも的確で、納得できます。

たとえば、最初の頃は歯磨きのたびに血が出て、少し不安でした。しかし、

「それは歯ぐきに溜まっていた悪い血だから、怖がることはありません。むしろ、ど

んどん出しちゃったほうがいいですよ」

と、明るく言ってくれたので、安心して歯磨きを続けることができました。

起床時に口が乾いていることを相談したときは、唇に貼るテープがあることを教えてくれました。実際に使ってみると、起きたときに口がしっかりと閉まっていました。これはいいものだと実感し、同じ悩みを抱えている人がいれば積極的に勧めています。

とくに印象に残っているのは、歯周病と他の病気との関係のお話です。歯ぐきから出血すると、歯周病菌が血管内に入り込んで全身に運ばれて、他の病気を引き起こしたり、持病を悪化させたりする。歯周病菌ががん細胞の増殖を助けている可能性もある、とのことでした。

その話を聞いて、歯周病は口の中だけの問題ではない、きちんとケアをしなければという気持ちが深まりました。また、先生から聞いた話と同じ内容をテレビで見聞きすることもあり、

「あ、これ阿部先生から聞いた話だ。やっぱりそうなんだ」

と思うと、家族や友人、店のお客様など、健康で長生きしてほしいと思う人には積

極的に伝えたくなり、機会があれば必ず話をしています。

そのため、毎月の通院は口のメインテナンスが目的ではありますが、先生から健康に関する話を聞くことも、いつも楽しみにしています。

30分間磨くことの大切さを伝えたい

水泳部の試合合宿に同行したときも、私は自宅と同じように歯磨きをして、寝る前に口にテープを貼っています。すると、周りの人はたいていびっくりします。

「歯磨き剤をつけないで磨くんですか？」

「なんで、そんなに時間をかけているんですか？」

「口にテープを貼って寝て、苦しくないんですか？」

このような質問には、一つずつ答えています。歯磨き剤は使わなくてもキレイに磨けること。歯周病にならないためには最低15分以上の歯磨きが必要であること。口にテープを貼っても苦しくないし、朝おきたときに乾燥しないので健康に良いこと、等々……。

すべて、阿部先生に教えてもらったことです。

店に来る若いお客様にも、「最近、歯がちょっと痛くて……」という話になったときは、健康歯磨きのやり方を教えています。最近は妻が時間をかけて歯磨きをするようになり、寝るときに口に私と同じテープを貼るようになりました。

ですが、一般的な歯磨きは、やはり「洗面台の前に立って、歯磨き剤をつけて5分くらい磨く」です。居間などに座って、歯磨き剤を付けずに何十分も磨くやり方は、忙しい人は「歯磨きに30分間も時間をかけられない」と思うでしょう。実際に歯科衛生士さんに磨いてもらって、そのスッキリ感に納得し、自分で続けることで、やっと効果が実感できるものです。

ですが、先のことを考えれば、この30分間には十分すぎるほどの価値とメリットがあります。それを理解し、納得して、毎日のケアをしっかりできるようになるには、やはり歯科医師との信頼関係が不可欠だと思います。

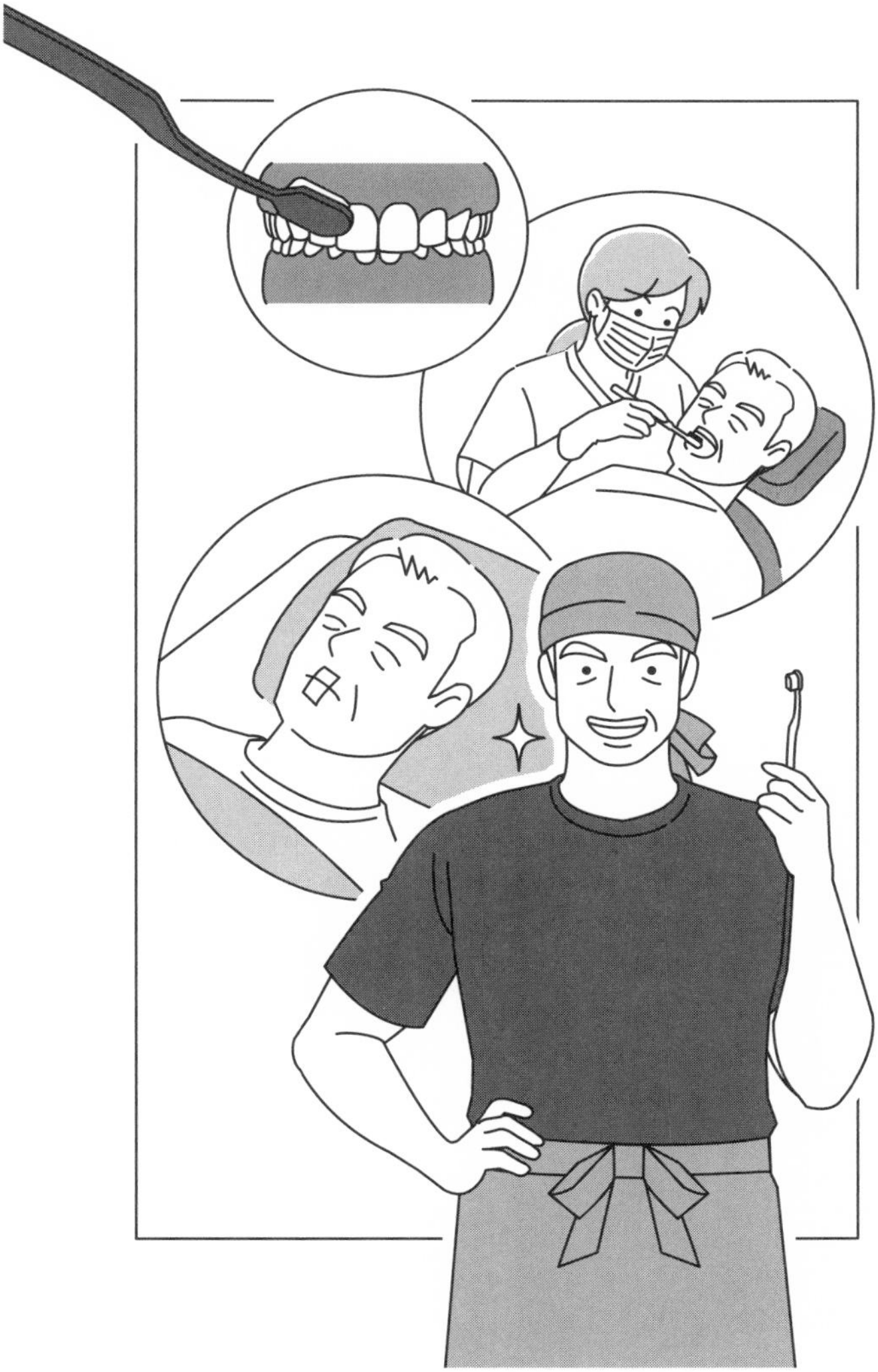

スタッフより

初めて診察をしたとき、本人には言いませんでしたが、Mさんの歯肉は歯周病の炎症でドス黒い色になっていました。今はすっかり回復して、キレイなピンク色をしています。

体育会系の精神で、クリニック側の指導を忠実に守ってくれたことはもちろん、手先が器用な人でもあったので、システマを使った健康歯磨きに慣れるのも、本人は「時間がかかった」と言っていましたが、私は比較的早かったと思っています。

50代くらいの患者さんは、やはり歯科医院に対して「むし歯になってから行くところ」というイメージが根強く、歯磨き剤をたっぷりつけて、力を込めてガシガシと大きな動作で磨くやり方を何十年も続けてきた人がほとんどです。

その習慣を変えられず、入れ歯にならなければ健康歯磨きやメインテナンスの必要性を理解していただけないのですが、Mさんはすんなりと受け入れてくれました。

寝ているときに口が開かないように貼るテープも、私が勧めてからずっと、毎晩欠かさず貼っているようです。一緒に旅行をしたときも、Mさんは絶対に持ってきています。私が忘れて、分けてもらったこともあるくらいです。

どんなことでも素直に受け入れて、前向きに継続して、歯周病菌としっかり戦っている。自分の健康を守り、周囲の人々にも伝えて守ろうとしている。そんなMさんのリーダー的資質を、とても眩しく感じています。


３名の患者さんのお話の中でお気づきの方もおられると思いますが、メインテナンス治療が始まった当初は基本的に二刀流で進めていただきますが、歯肉が薄いピンク色になり、線維化されゴムのように硬く引き締まった状態になると、患者さんごとに使う歯ブラシを変えたり、補助的に洗口剤を使うこともあります。それはお口の環境、体質、好み等によりますが、大切なことは「健康な歯肉を維持する」ことであり、この方法でなくてはいけない、ということはありません。

また、インタビューに参加してくださった３名の患者さんは、毎月のメインテナンスを続けられる理由として「歯科医院への信頼」とおっしゃってくださいました。

それはとても光栄で、嬉しいことです。

第6章で詳しくお伝えしますが、患者さんが歯科医院を信頼してくださるのは、スタッフ全員が患者さんへの治療や処置、声かけの一つひとつを「心を込めて」行い、それが患者さんに届いたからだと思っています。

とくに歯科衛生士は、メインテナンスに来院してくださる患者さんに、毎月「今日はどんな言葉をかけるべきだろう」と考え、悩んでいます。

毎日の歯磨きは自身の健康のために行うことですが、月に1回のメインテナンスでスタッフに褒められると、患者さんはとても嬉しそうなお顔をされます。そのため、歯科衛生士は前回指摘したところを必ずチェックし、どんなに小さなことであっても、まず褒めます。できていることを褒めてから、できていないこと、磨けていない部分を指摘して、よりキレイに磨く方法をお伝えするよう心がけています。

患者さんが「歯のことだけじゃなく、もっと広い意味で自分の健康を考えてくれている」と満足し、信頼してくださる理由は、このような会話にあるのではないかと思っています。

第5章　歯周病を日常的に予防し、全身の健康維持のために

歯周病の予防には、毎日の歯磨きで歯周病菌を取り除くことが重要です。

しかし第1章でお話ししたように、歯周病を治す力は患者さん本人のセルフケアと免疫力（防御力）です。心身の不調や加齢など様々な原因によって免疫力が落ちれば、一生懸命歯磨きをしていても歯周病が進行する可能性が高くなります。それだけではなく、歯周病菌等が増えると、全身にも様々な影響が及ぶことがわかってきました。

本章では「歯周病が全身疾患にどのように影響するのか」をいくつかご紹介し、歯周病予防にとどまらず、身体全体の健康維持、健康増進方法についてもお話ししていきます。

歯周病と全身疾患との関連

歯周病はさまざまな全身疾患に影響を与えることが、多くの研究論文によって報告されています。

例えば、糖尿病、動脈硬化、脳血管障害、心血管障害、誤嚥性肺炎、早産・低体重児出産、骨粗しょう症、糸球体腎炎、アルツハイマー病、非アルコール性脂肪肝炎、バージャー病、掌蹠膿疱症《しょうせきのうほうしょう》、ＥＤ（勃起障害）、がん等、ほかにもたくさんあります。

これらの病気に罹っていた場合、歯周病が悪化しなければ影響は少なく、重症化すれば大きな影響を与えてしまうと考えられます。

そのメカニズムには「管内性」と「血行性」の2種類があります。

「管内性」は、菌が気管や消化管などから直接体内に侵入して、影響を与えます。たとえば次のような疾患です。

■誤嚥性肺炎

飲み込む力が衰えた高齢者は、寝ているときに唾が喉の奥の方へ流れて行っても気が付かず、そのまま気管に入ってしまうことがあります。本来は気管に異物が入りそうになると、むせて吐き出そうとしますが、そのときに唾に混ざった細菌が肺に侵入し、感染して肺炎を起こすことがあります。これが誤嚥性肺炎です。

たいていは熱が出ることで肺炎になったとわかりますが、発熱しないケースもあるため注意が必要です。

■腸内バランスの乱れによる身体の不調

口腔細菌はさまざまな種類の菌が集まり、塊を作る性質があります。その塊を飲み込んでしまい、腸まで到達すると、腸内細菌のバランスが崩れて不調を起こしてしまいます。

飲み込んだ細菌は胃酸で死滅すると考えがちですが、胃酸で溶けるのは細菌の塊の「表面」だけです。つまり、塊は小さくなりますが消滅はせず、胃を通過してしまうのです。小さくとも細菌の塊ですから、安定していた腸内細菌はかく乱され、機能低下を招いてしまいます。

「血行性」は、歯周病菌そのものや菌が持っている内毒素、歯肉の炎症反応によって作られた化学物質等が、出血した部分から毛細血管に入り込み、全身に運ばれることで影響を与えます。例として、次のような疾患が挙げられます。

■糖尿病

「糖尿病が悪化すると歯周病も悪化し、歯周病が改善すると糖尿病もよくなっていく」

糖尿病と歯周病がこのように密接な関わりを持つ理由は、歯肉の免疫細胞と歯周病菌の内毒素が戦うことで、TNF－α（腫瘍壊死因子）という物質が生成されるためです。TNF－αは、インスリンの働きを低下させる物質です。

食事によって血液中の糖が増えると、膵臓から分泌されたインスリンの働きによって糖は筋肉などに送られ、エネルギーとして消費されます。しかし、歯周病菌が増えるとTNF－αの生成も増えるため、血糖値が下がり難くなります。血糖値が高

歯周病と糖尿病は双方向の関係にある

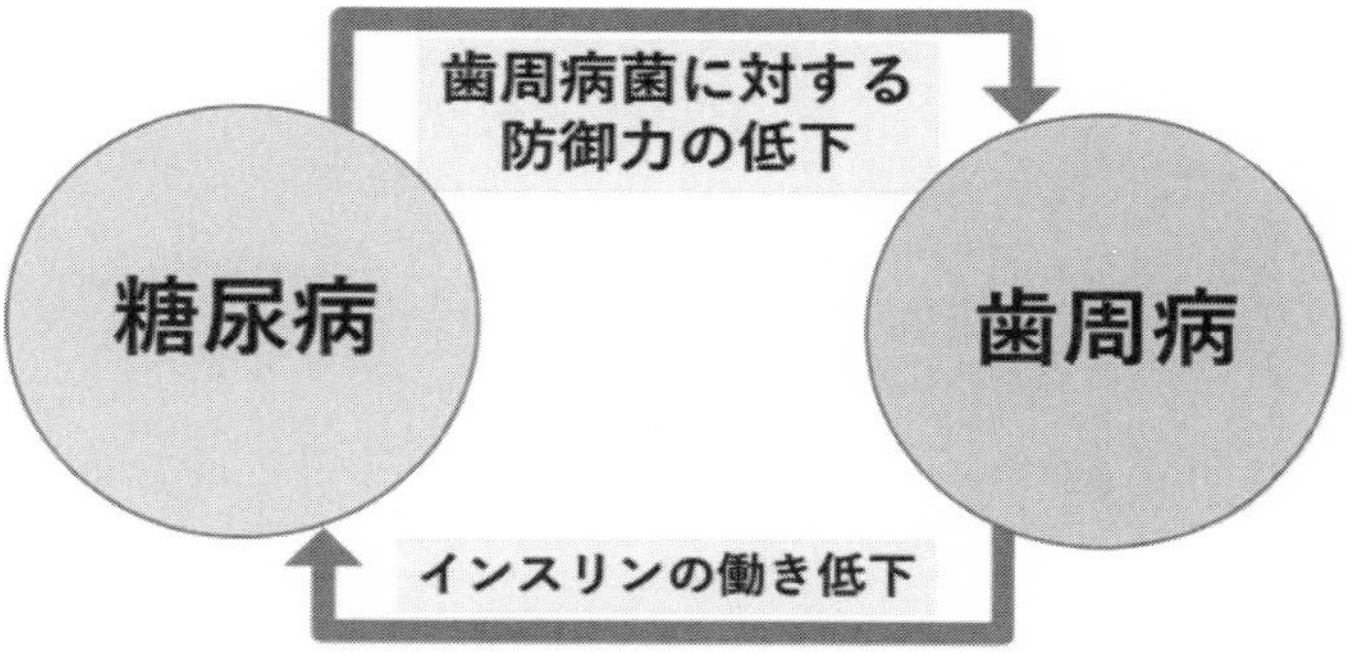

い状態が続くと血管が痛めつけられてしまい、狭心症や脳卒中などのリスクも高まります。

当クリニックではメインテナンスに通うようになってから１年後、「先生、糖尿病の薬が１つ減りました！」と、嬉しい報告をしてくれた患者さんがいます。それほど、歯周病は糖尿病に大きな影響を与えているのです。

■動脈硬化

動脈硬化とは、動脈の血管が弾力を失って脆くなることです。進行すると狭心症や心筋梗塞など、生命に関わる重大な疾患を引き起こす可能性が高くなるため、十分注意が必要です。

動脈硬化の進行は、加齢のほか、生活習慣病や糖尿病などの疾患が原因となることもあります。歯周病も、その一つです。

歯周病菌が血管に入り込むと、その毒素によって動脈の最も内側にある細胞が傷つけられてしまい、炎症を起こします。その炎症部分にＬＤＬ（悪玉）コレステロールが侵入し、酸化変性などさまざまな化学変化が発生することで、血管内に〝こぶ〟のようなものが生じて血流を妨げるようになり、動脈硬化が進んでしまうのです。

■早産・低体重児出産

妊娠期に歯周病があると、子宮の収縮が促され、早産や低体重児出産のリスクを高めてしまうようです。まだ詳しいメカニズムは解明されていませんが「歯周病菌が血流に乗って子宮、羊水、胎盤、羊膜などの二次感染を起こす」「歯周病によって作られた炎症物質の濃度が影響している」「歯周病菌に対する免疫反応の低下により、細菌の子宮内への移行に繋がる」という、３つの説があります。

■アルツハイマー型認知症

アルツハイマー型認知症は、脳内に「アミロイドβ」という異常なタンパク質によって神経細胞が破壊され、脳の萎縮が生じる病気です。

最近の複数の研究によると「アルツハイマー病の患者の脳内から、歯周病菌の遺伝子が検出された」との報告があります。そのメカニズムとしては「菌そのものが直接影響を与えている」という説と、「歯周病により作られた炎症物質が血流を介して脳内に影響を及ぼしている」という説がありますが、未だよくわかっていないため、今後の解明が待たれます。

■大腸がん

管内性か血行性かは現時点では不明ですが、ご紹介いたします。

２０１１年にカナダとアメリカで、ある論文が発表されました。その内容は「大腸がんの組織から、歯周病菌の一つであるフソバクテリウムが多量に検出された」というものでした。

これにより、大腸がんの発症や進行にフソバクテリウムが関わっている、もしくはがん病変部にフソバクテリウムが直接作用し、がん細胞の増殖を促している可能性が示唆され、現在も研究が進んでいます。

がんの原因は、多くが細菌やウイルスによる感染症です。たとえば、胃がんの原因はピロリ菌であり、肝がんの原因は肝炎ウイルスであり、子宮頸がんの原因はヒトパピローマウイルスです。これらと同じように、大腸がんの原因がフソバクテリウムであることも、十分考えられます。

このように、歯周病は「口の中」だけではなく「全身」の病気と関わりがあり、最悪の場合は今後の「人生」を左右するほど大きな影響力を持っています。

そんな歯周病に、40歳以上の8割の人々が罹患しています。

定期的なメインテナンスと日々のホームケアによって悪化を防ぐことはできますが、歯周病菌と戦う免疫力（防御力）が低下してしまうと、どれほど丁寧にケアをしていても、勝ち目が薄くなってしまいます。菌との戦いに負けて歯周病が悪化すれば、他の病気を発症したり、持病が悪化したりして、どんどん体がボロボロになって、「ピンピンコロリ」が遠ざかってしまいます。

それでは、免疫力を下げないためには、どのようなことに気をつければいいのか？

ここから先は、私が患者さんにいつもお伝えしている「免疫力アップ」のお話をしていきます。

免疫力と自律神経

免疫力を高めると広く知られている、２つの方法があります。

「腸内環境を改善する」と「自律神経のバランスを整える」です。

腸と免疫が密接に関わっていることは、すでに多くの人がご存じだと思います。腸内環境の改善が免疫力を向上させると言われているのは、骨髄で作られた免疫細胞の７割が腸に集合するためです。

加えて、腸は非常にデリケートな臓器であり、自律神経の影響を大きく受けてしまいます。そのため、強いストレスにさらされると腹痛や便秘などの症状が出たりして、それが続くと全身のだるさや頭痛、倦怠感などに見舞われて、そのストレスがさらに腸に悪影響を及ぼすという負の連鎖に陥ってしまいます。

つまり、歯周病菌から歯を守るためには、免疫細胞が正常に機能できるように腸が健康な状態であることが肝要であり、腸の健康を維持するためには自律神経のバランスが正常に保たれている必要があるのです。

自律神経には緊張モードの交感神経と、リラックスモードの副交感神経がありま す。この二つは常に働いていますが、適切なタイミングで片方が強く働くようにできています。

たとえば、朝起きたときや仕事に集中しているときには交感神経が強く働きます。このとき「交感神経が優位」になっていると表現します。休憩時間や食事中、家でくつろいでいる時間や就寝前には「副交感神経が優位」になり、脳や神経を休めてリラックスした状態になります。

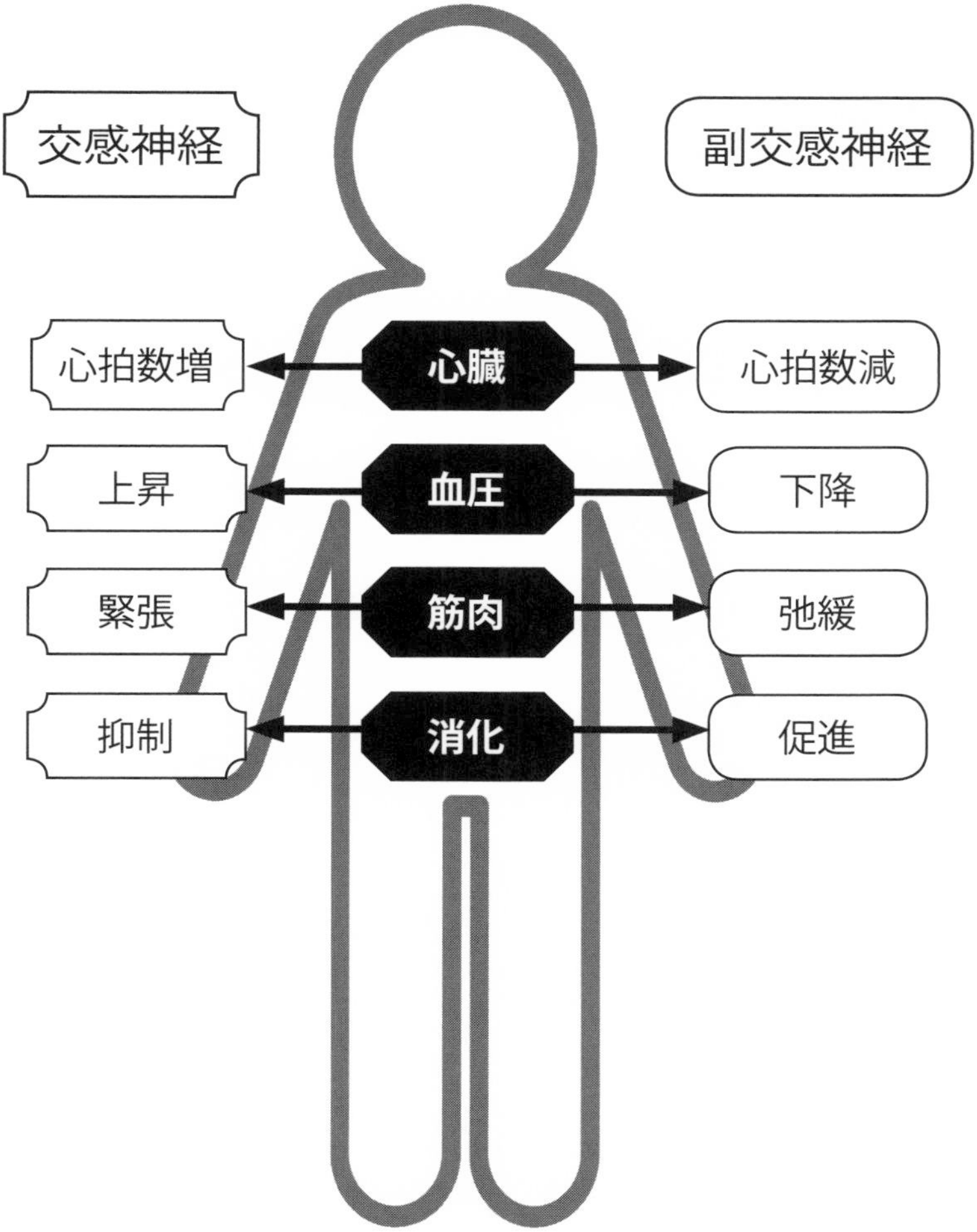
交感神経
副交感神経
心拍数増
心臓
心拍数減
上昇
血圧
下降
緊張
筋肉
弛緩
抑制
消化
促進

働くべきときにしっかり働き、休むべきときはしっかり休む。これが「自律神経のバランスが保たれている状態」であり、免疫機能をはじめ、身体のさまざまな機能が正常に働くための土台となっています。

免疫力アップの3か条

これは、私が25年くらい前に待合室に掲げた標語です。独断と偏見で自律神経のバランスの大切さと、西洋医学ではあまり重要視されていない「冷え」の概念を盛り込みました。

・よく笑い、感動で涙する

最近はコロナ禍の影響で、さまざまな「免疫力を上げる方法」に注目が集まりました。その一つが〝笑う〟と〝泣く〟です。

思いっきり笑うと体内に酸素がたくさん取り込まれて全身の血流が良くなり、風邪やインフルエンザにかかりにくくなる。お笑い番組を観るなど日常的によく笑うことで、脳の血液量が増加して脳細胞が活性化し、記憶力の低下や認知症予防にも繋がる……等々、〝笑い〟がもたらす健康効果について、一度は見たり聞いたりしたことがあるのではないでしょうか。また、「糖尿病の人はあまり笑わない」と言われることもあります。

この〝笑い〟が身体にもたらす効果は、医学的にも認められています。

思いっきり笑ったときは、お腹が痛くなり、呼吸も乱れます。交感神経が優位になり、心拍数や血圧が上昇し、お腹や脇腹、顔の筋肉などがよく動いているからです。

笑いがおさまると、副交感神経が優位になります。緊張していた筋肉が緩み、息を整えるためにゆっくりと呼吸をするため、自然とリラックス状態になります。

このように笑いは、交感神経と副交感神経の優位性を入れ替えることで、自律神経のバランスを整えてくれるのです。

次に〝泣く〟の効果について。

「涙活（るいかつ）」という言葉を聞いたことはありませんか？　映画やドラマを観

たり、小説を読んだりして「感動して涙する」機会を増やすことで、ストレス解消を図る活動です。

涙活で大事なことは、感動すること、心が大きく揺さぶられることによって涙することです。痛みや苦しみなどの身体的苦痛で涙したり、玉ねぎを切ったときにも涙は出ますが、それらの涙ではストレスは解消されません。

人間の脳は感動すると、脳の内側にある「前頭前野」という部分が活性化し、副交感神経のスイッチが入ります。そして涙腺に指令を出す「上唾液核」に信号が送られ、涙が分泌されます。

この涙には、ストレス物質であるコルチゾールが含まれています。つまり、泣くことで体外にストレス物質を排出しているため、ストレス解消になるのです。

また、感動して副交感神経が優位になったときは、セロトニンが増加するとも言われています。セロトニンは「幸せのホルモン」とも呼ばれており、ドーパミン（喜びや意欲）、ノルアドレナリン（恐怖や怒り）などの感情伝達物質をコントロールし、精神を安定させる働きがあります。

「思いっきり泣いたらスッキリした」

誰にでも、このような経験があると思います。心を大きく動かして泣くことでストレスを解消し、精神を安定させ、自律神経を整えることができるのです。

・無理や楽をしない

自律神経のバランスは、交感神経と副交感神経の優位性が適度に変わることで保たれます。

たとえば交感神経が優位の状態が長く続くと、就寝時間になっても眠れない、休日なのにリラックスして過ごせない、頭痛がする、便秘が続くなどの症状がでてきます。

最も気を付けるべきは、性格がまじめな「頑張り屋さん」です。睡眠時間を削ったり、「気合いで何とかなる」と思って仕事やスポーツで無理な生活を続けている人です。

それは、意識や行動に力が入りすぎて、自ら病気を呼び寄せているような状態です。

忙しいときでも根を詰め過ぎず、適度に休憩を取り、寝る少し前にお風呂に入り、リラックスできる時間を確保することが大事です。

一方、副交感神経が長時間優位になったままだと、やる気がでない、集中して考えられないなどの症状がでます。アレルギーや過活動膀胱を起こすとも言われます。

定年退職後に「毎日が日曜日で、これといった趣味もなく、ぼーっと暮らしている」という人は、さすがに少なくなったようですが、社会や人との関わりを持ち続け、適度な運動や緊張感を持った生活が健康寿命の延伸には必須です。

「適度な運動」といっても、必ずしもジョギングしたり、ジムに通ったりする必要はありません。まずは、近所に出かけるときは車ではなく徒歩で移動する、駅のエスカレーターは使わずに積極的に階段を上るなど、日常生活の中で「体を動かす」ことを意識して行動していきましょう。メリハリのある生活を心がけることで、自律神経のバランスが維持され、免疫力が高まります。

・身体を温める

寒い日にうっかり薄着で出かけてしまったら「風邪をひいてしまうかも」と、不安になりますよね。それは正しい考え方です。

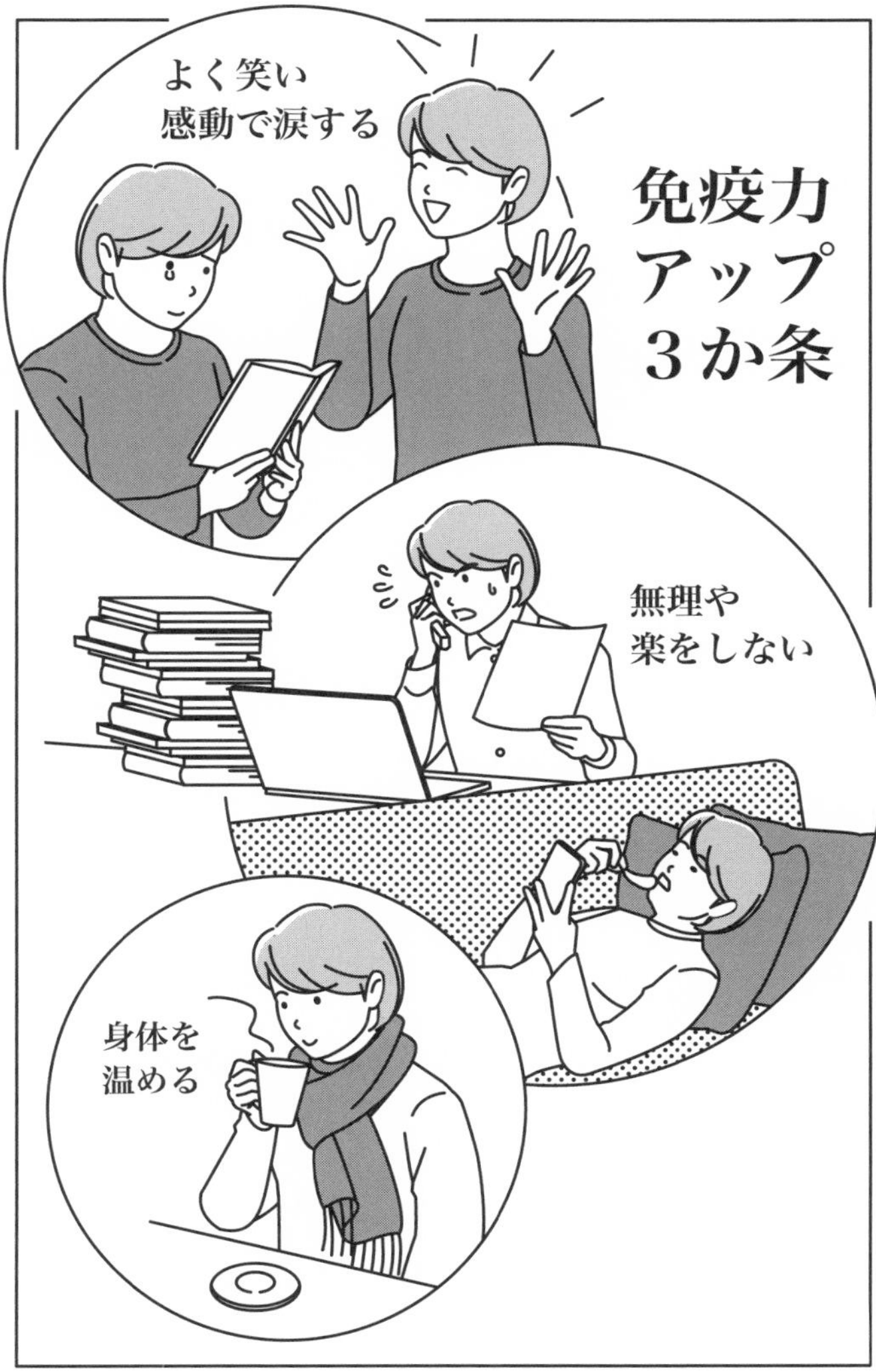
よく笑い
感動で涙する
免疫力
アップ
３か条
無理や
楽をしない
身体を
温める

免疫細胞のひとつであるリンパ球は、体温が上がると活性化します。逆に言えば、体が冷えていると活性化されず、免疫力が低下してしまいます。そればかりか血管が縮むので血流が悪くなり、各細胞への栄養や酸素の補給が乏しくなります。

特に、腸は注意が必要です。免疫細胞が多く集まっているため、お腹を冷やすと致命的です。最近は冷房による冷え性対策として「夏用の腹巻」などが販売されるほど、お腹の冷えが免疫力の低下や体の不調に繋がることが広く知られてきました。

加えて、お腹を内部から冷やすような行為も避けなければいけません。具体的な例を一つあげると「冷たいものを食べ過ぎる」です。

冷えた飲み物やアイスクリームなどを食べ過ぎると、お腹が内側から冷えてしまいます。これも免疫機能が低下する要因になってしまうため、気をつけなければいけません。

他にも「スポーツをした後に冷たいドリンクを一気飲みする」、「宴会でキンキンに冷えたビールを一気飲みする」なども、ついやってしまいそうですが、避けてください。

また、アトピー性皮膚炎の患者さんは、体が温まると患部がかゆくなり、体を冷やすとかゆみがおさまることから、冬でも薄着になりやすく、体を冷やしがちです。主治医と薬の相談などをして、なるべく体を冷やさずに過ごす意識を持ってください。

意外に多いのは、冬の寒い時期であっても薄着のまま何十年も過ごし、病気になって初めて「自分の体が冷えていた」ことに気づくパターンです。

常日頃から、汗をかく寸前の温かい状態を保ちましょう。

健康落とし穴「3つの不健康」

この標語も「免疫力アップ３か条」と同じ時期に、私の独断と偏見で作って掲示しました。当時はこの３つが健康を害することが、あまり知られていなかったためです。

・口呼吸

喉には「扁桃」という４つのリンパ組織があります。これらの扁桃はぐるりと輪を描くように存在し、「ワルダイエルリング」と呼ばれています。ドイツの解剖学者ワルダイエルが110年前に「すべての病気はここから始まる」と、論文を発表したそうです。

昔の内科医は外来患者を診察する際、必ずと言っていいほど、舌圧子で扁桃を観察しました。風邪をひくと「扁桃腺が腫れる」と言いますよね。扁桃はウイルスや細菌などが鼻や口から体内に侵入するのを防ぐ役割を担っている、感染防御の最前線なのです。

お口の健康を維持し、病気にならないためにも「できるだけ鼻呼吸で生活する」ことは、とても大事です。鼻で呼吸すると、その空気は副鼻腔を通ります。その際、洞粘膜から一酸化窒素が分泌され、血管が拡張されて酸素をたくさん取り込むことができます。

口呼吸をしていると扁桃が細菌に感染して炎症を起こし、慢性化すると免疫最前線としての力が落ちて、さまざまな病気を引き起こします。アレルギーや花粉症、IgA腎症の患者さんなどは、口呼吸が多いと言われています。

さらには歯並びを悪くする原因の一つでもあり、酸素を好む細菌がお口の中でどん

ワルダイエルリング

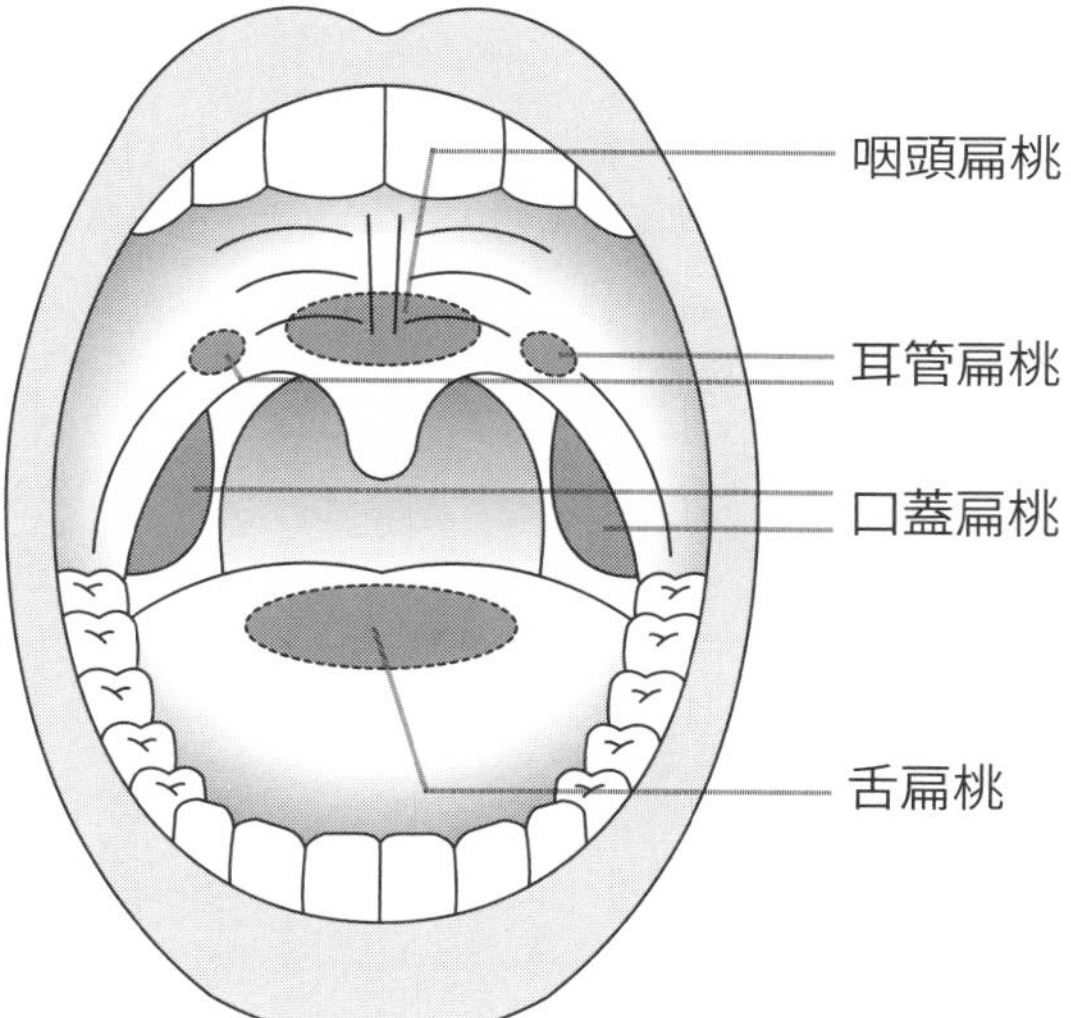

口呼吸のクセがあると、これらの扁桃（リンパ組織）が細菌やウイルスに感染し、さまざまな病気を引き起こす。

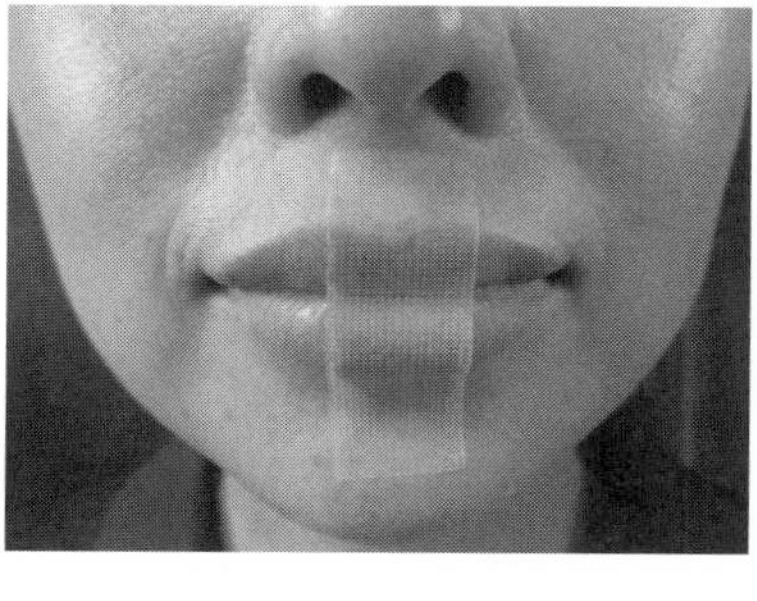

睡眠時の口呼吸は、口に医療用テープを張ることにより、乾燥や感染防御に役立ちます。

どん増えるため、むし歯にも繋がります。幼い子どもの口呼吸癖を放っておくとさまざまトラブルが発生するため、早期の改善が求められます。

また、カラオケで歌っているときは、息継ぎの際にどうしても口で息をしてしまいます。講演会などで長時間喋るときも、普段、口呼吸のクセがない人であっても喉がカラカラになってしまいます。このようなときは、こまめに飲み物で喉を潤してください。講演会や議場で、演者のテーブルに水差し（ピッチャー）とコップが置いてあるのはこのためでしょう。

日中、口呼吸を注意していても、寝ているときに口が開いてしまう人はたくさんいます。ぜひ、ドラッグストアなどで販売されているサージカルテープを１７５ページのようにつけてみてください。

・不良姿勢

顎関節学会では「顎関節症はスマホ病の一つだ」とも言われています。

スマートフォンを使っているときは下を向いた姿勢、つまり頭が前に出て背中が丸まっている「猫背」になっていることが多く、重い頭を支えるために首や肩、背中の筋肉に大きな負担がかかっています。

　すると、顎を動かす筋肉にも影響が及び、下顎の位置がズレて噛み合わせが悪くなることで特定の歯に強い力がかかるようになることがあります。いわゆる噛み締め、食いしばりの状態です。噛み締めなどによって顎関節に負担をかける状態が続くと、口が開かなくなったり、痛みが出たり、カクカク音がしたりします。

　多くの人は、顎の開閉はドアの蝶番のように関節が動いていると思っているようですが、そうではありません。口の開けはじめは蝶番運動ですが、さらに大きく開けるときは、顎の関節が前の方へ滑って移動します。口を閉じるときは逆をたどって元の位置に収まります。この一連の動きがスムーズにできない時に、先述した症状が出ます。

　顎関節症の症状は、顎を動かすと顎関節（耳の付け根あたり）で不快な音が鳴る、口を開けると痛みを感じる、口が開けにくいなど人によってさまざまですが、いずれも日常生活にさほど支障がなければ、自然に治ることもあります。一時的には枕を変えた後に起きたり、横向きに寝てテレビを見る癖があり、下にしていた側の顎が痛くなることもあります。長期間症状が続くときは主治医に相談し、猫背や頬杖の改善に努める、仕事中などに上下の歯が接触していたら歯を離すように心がける、温めて顎の筋肉をほぐす、少しずつ大きく口を開ける練習をする等々、主治医の指導に従って行ってください。

また、高齢になると背中が丸くなる人がいます。これは加齢に伴う筋力の低下が主な原因と考えられ、体感バランスの低下によって生じるようです。そのような方の噛み合わせを見せていただくと、下顎の左右の奥歯がなかったり、高さの低い入れ歯だったりします。かぶせ物や入れ歯が不良姿勢を招くことも十分あるため、適切な治療が必要です。

・対人不和

「人の悩みの７０％は人間関係である」と言われています。

学校、職場、家庭内など、自分以外の人と一緒に過ごす場所において、人間関係が

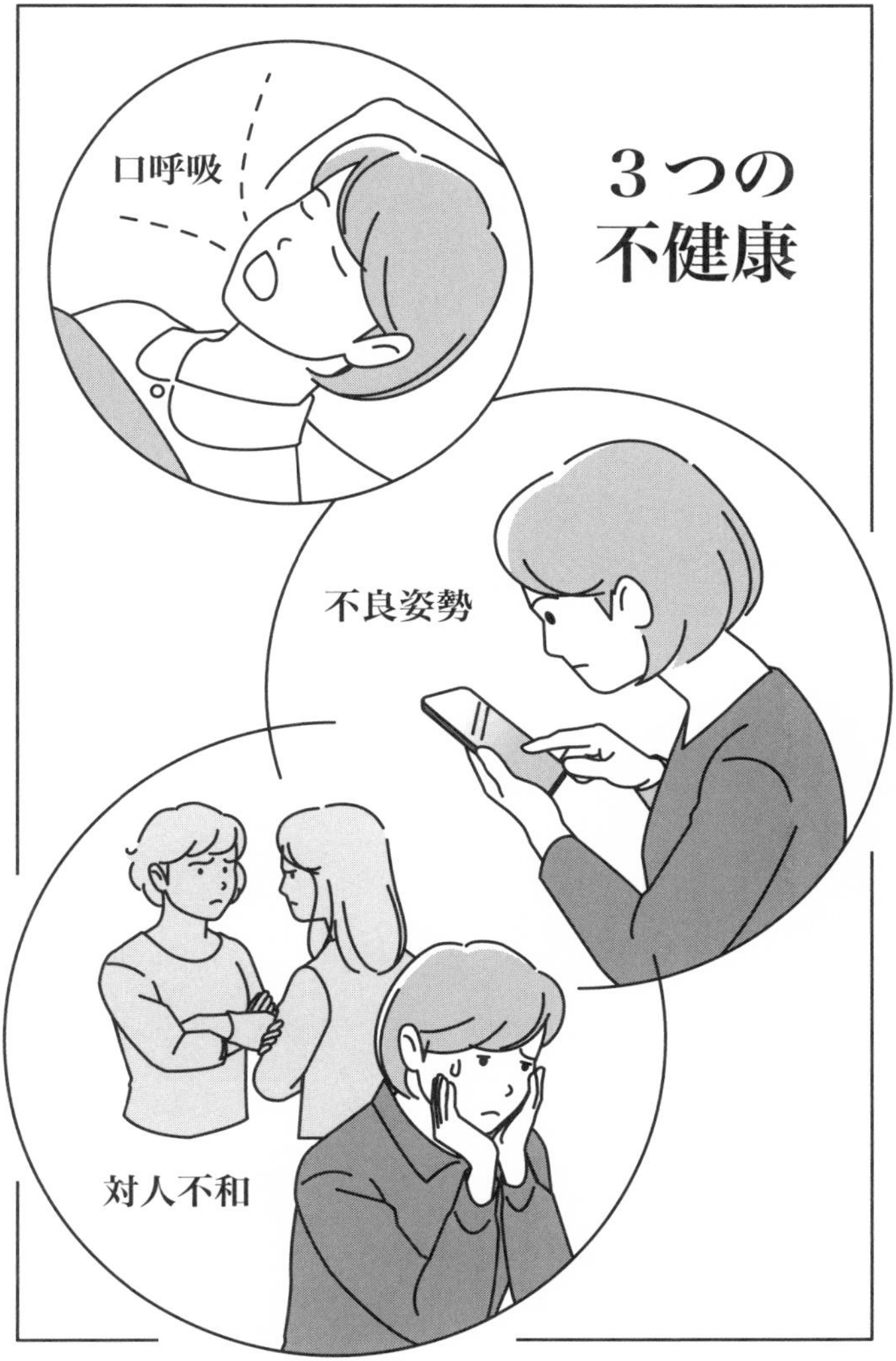
３つの
不健康
口呼吸
不良姿勢
対人不和

良好ではなく緊張を生み出す状態にあるときは、交感神経が優位になります。それが一時的なものであれば問題ありませんが、ストレスになる関係性が改善されず、その緊張に長期間晒されていると、問題の場所を離れてもイライラや不安などのマイナスの感情から解放されなくなります。

すると、副交感神経が優位にならなくなり、自律神経のバランスが崩れて「夜になってもよく眠れない」、「翌日になっても疲労がとれない」といった身体面のストレスにも繋がり、心身ともに十分に回復できないまま再び学校や職場に戻ってさらにストレスを受けて……という悪循環が生じてしまいます。そのような状態では免疫機能が十分に働かず、時間をかけて歯磨きをする余裕もなくなってしまうでしょう。歯周病だけではなく、他のさまざまな病気に罹患する恐れがあります。

カナダの精神科医エリック・バーンは「他人と過去は変えられないが、自分と未来は変えられる」という言葉を残しました。私はストレスを感じたときは深く考え込まず、できるだけ身体を動かして睡眠をとることに専念しています。なかなか解決しませんが、他人を尊重し、自分が変わることを心がけることによって、ストレスの軽減に繋がっています。

また、次のような方法もあるようです。参考にしてみてはいかがでしょうか。

・抱いた感情を紙に書き出してから捨てる。
・目を閉じて「楽しかった思い出」に1分間、心を預ける。
・相手ではなく自分を見つめ、成長のきっかけにする。

女性と歯周病

歯科医院の所在地の環境にもよりますが、一般に歯科医院の患者さんは女性のほうが多い傾向にあるようです。当クリニックの患者さんも、６割強が女性です。それは唾液の分泌量とホルモンバランスが影響しているのではないかと、私は考えます。

一般的に、唾液の分泌量は体格に比例すると言われています。細身で小柄な女性と、背が高くて体格の良い男性を比較すると、前者のほうが唾液の量が少なくなります。これは、唾液腺の大きさの違いによるものです。女性でもがっしりとした体格の人は唾液腺組織が大きく、細身で小柄な女性は自ずと小さくなります。たとえば、体重が40キログラム程度の細身で背の低い女性で、総義歯の患者さんは、唾液が少ないこともあって調整に難儀する傾向があります。

なぜ、唾液の分泌量と歯科疾患が関係するのか。それは、唾液には食べ物の消化を助けるほか、口の中の汚れを洗い流したり、酸を中和する働きがあるためです。唾液の分泌量が少なくなると、むし歯や歯周病になりやすくなってしまうと考えられます。

もう一つは女性ホルモンのバランスです。女性は初潮、妊娠、出産、閉経とライフステージごとに心身の変化を迎える時期があります。一般に女性ホルモンの分泌が増えると歯肉の感受性が高くなり、炎症や出血を起こしやすくなります。

そのため月経のたびに歯肉炎、妊娠時は妊娠性歯肉炎や妊娠性エプーリス（良性腫瘍）、さらにつわりによる口腔不衛生などのリスクが高まり、発症することがあります。

とくに妊娠中は、女性ホルモンの分泌が活発化します。たとえばエストロゲンは歯周病菌の増殖を促す作用があり、プロゲステロンは炎症の元になるホルモンを刺激します。これらのホルモンは、妊娠終期には月経時の10～30倍になるといわれており、妊娠中期から後期にかけて妊娠性歯肉炎が起こりやすくなるのです。

また、産後は授乳による睡眠不足、マタニティブルーズや産後うつ等、ホルモンの不調によってメンタル面が不安定になることもあるため、注意が必要です。更年期にはエストロゲンの減少に伴う骨粗しょう症やドライマウスを起こすことが多くなり、加齢に伴う歯周病の悪化にもつながります。

また、環境面の変化も要因として挙げられます。妊娠すると酸っぱいものが食べたくなるため、口の中が酸性に傾きやすくなり、むし歯菌が繁殖しやすくなります。さらにつわりで苦しい時期は、歯磨きをする余裕がありませんから、どんどんむし歯や歯周病になりやすい環境に変わってしまいます。

そのため程度の差はありますが、妊婦さんはほとんど「妊娠性歯肉炎」を発症してしまいます。

歯周病の妊婦さんは、低体重児や早産のリスクが7倍に高まるというデータがあります。そのため多くの自治体では「妊娠（妊産婦）歯科検診」の受診券を交付し、妊婦に歯科検診を促しています。

当クリニックにも、受診券を持った妊婦さんが来院しています。歯周炎まで進行している人はあまりいませんが、ほとんどが歯肉炎を発症しています。

出産後は女性ホルモンのバランスは戻りますが、3時間おきに赤ちゃんにミルクをあげるなど、やはりじっくりと歯磨きをする余裕はありません。また、睡眠不足などから自律神経のバランスが崩れやすくなっているため、気をつけるようにお伝えしています。

活性酸素を除去し、健康維持を!

一般的に、20~30代の人は十分に高い免疫力を備えているはずですが、日常生活の様子をお聞きすると、睡眠時間が短く、ストレスフルなお仕事であったり、食生活に偏りがあったりするなど、必ずしも健康とはいえない状態です。疲労が蓄積すると、おのずと歯磨きもおろそかになるため、急に歯肉が腫れたり、痛くなったりして、来院するケースが見受けられます。

高齢者も「庭の草むしりをしたら翌日に歯茎が腫れた」、「夏休みで孫が泊りで遊びに来ていて、帰った翌日に歯茎が腫れた」「夫婦で旅行に行き、帰ってきたら歯茎が腫れた」など、疲労が蓄積して症状が出るケースは枚挙にいとまがありません。

当クリニックでは抗生剤の投与などを行い、一時的に症状を抑えますが、これを繰り返していると歯周病はどんどん悪化してしまいます。定期的に受診していれば防ぐことはできますが、最も効果的な予防方法は「疲労をためない生活」を送ることです。

疲労の原因としては、以前は「乳酸」が有名でした。激しい運動を続けると筋肉に乳酸が蓄積し、それによって血液が酸性に傾き、筋疲労が生じるというものです。

近年は疲労によって増加する「活性酸素」に注目が集まっています。活性酸素はさまざまな悪影響を及ぼす物質であり、免疫力の低下も招くと考えられています。免疫力の低下によって歯周病が発症する、または悪化することは、これまで何度も述べてきました。

普段から不規則な生活を続けたり、無理をしたり頑張りすぎると、疲労がたまり、必ず後になってツケが回ってきて、後悔することになるでしょう。毎日十分な睡眠と栄養を取り、適度な運動を行い、円滑な人間関係を心がけて、規則正しい「健康いきいき生活」を目指してください。

本章の最後に、タイトルにもある「ピンピンコロリ」を目指す私や家族、親戚も使っている、還元電子治療のご紹介をします。

還元電子治療という言葉を、初めて目にする人もいるでしょう。歯周病の予防のみならず全身の健康維持に絶大な効果があるため、一人でも多くの人に知っていただけたら幸いです。

以下、この治療法を生み出した堀口医院、堀口裕先生のお言葉の引用をお許し頂いたので、掲載させていただきます。

○還元電子治療の意味

人のからだはたえず「酸化」します。これはからだがさびることを意味し、病気が起こるきっかけとなります。そこで酸化しないからだに戻していくことが必要です。それが「還元（かんげん）」の意味です。そして還元に必要な物質が「電子（でんし）」

です。

よって還元電子治療とは〝からだが酸化しないように電子を与える治療〟という意味です。実際は酸化だけでなく酸性体質も改善します。

○からだを酸化させる活性酸素

病気が起こるきっかけはからだの酸化という現象です。酸化は細胞の中でエネルギーがつくられるときに必要となる酸素（O_2）が原因です。酸素による酸化の現象は、リンゴや桃の皮をむいたとき、すぐに茶褐色になるので理解できると思います。

細胞の中では、利用する酸素の数%が活性酸素（ROS）という物質に変化します。そして酸化した細胞は病気の細胞へと変化し、そこに病気が起こります。また、紫外

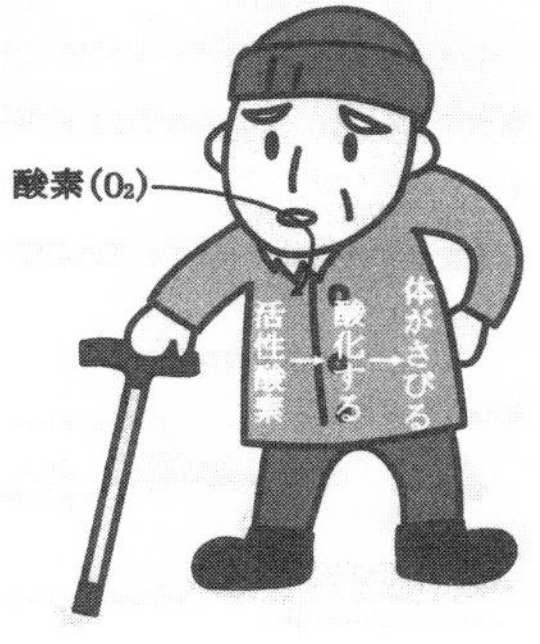

出典：「還元電子治療の手引き」3p

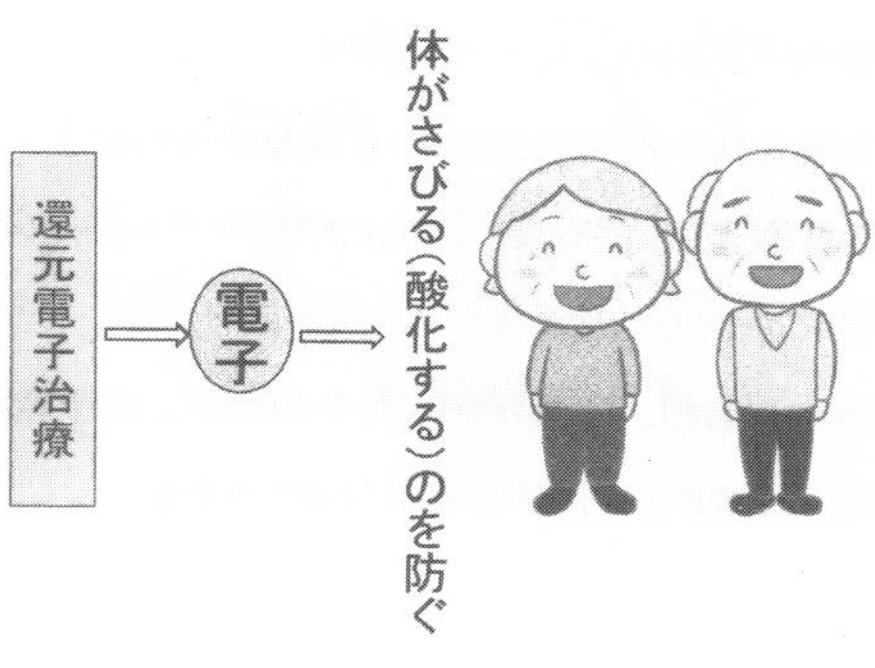
還元電子治療
電子
体がさびる（酸化する）のを防ぐ

出典：「還元電子治療の手引き」1p

線や放射線によっても活性酸素が発生します。さらに喫煙やアルコールの多飲によっても活性酸素が増えます。特殊な場合として細菌を除去するために好中球など免疫細胞から活性酸素が分泌されます。その他車の排気ガスや焼却炉からの煤煙にも活性酸素が含まれており、間接的に人体に影響を与えています。

○体内での電子の移動

還元電子治療は皮膚表面から電子を取り込ませ、皮下の毛細血管内まで移動させます。もともと電子は不安定な物質ですので、血管内を単独で移動することはできません。血液中のビタミンやアミノ酸、ミネラル、酵素、補酵素などの抗酸化物質にとりついて、最終的に細胞まで運搬されます。

その時の電子の固定に水素イオン（H^+）を使うため、水素イオン濃度が低下して、血液はちょうど良いアルカリ性になります。また、そのことが細胞の中の酸性を改善すること

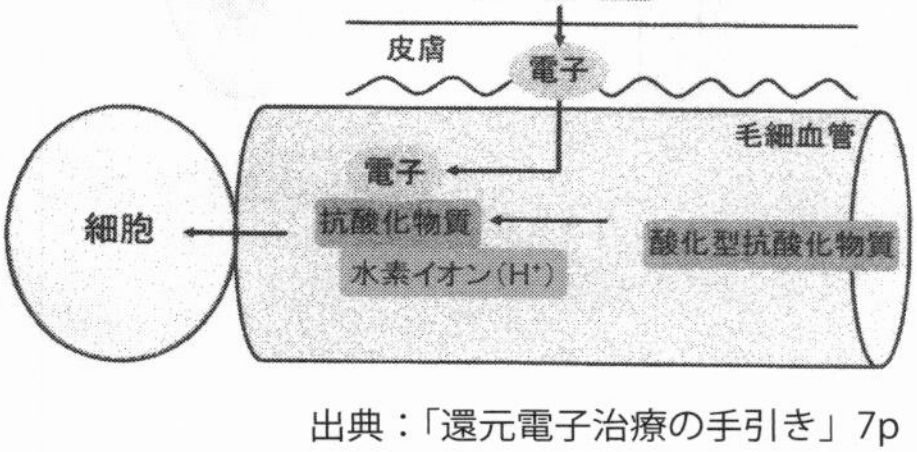

出典：「還元電子治療の手引き」7p

になります。このようにして電子はからだの酸化と酸性の両方を改善します。

○病気の根を抜く

健康でいられる時と反対に病気になる時では、いったい何が違うのでしょうか？とても簡単に考えて構いません。健康でいられる時は病気を防ぐ力があるのです。病気になるときは病気を防ぐ力がないのです。この病気を防ぐ力のことを「自己防御力」と言います。

現在行われている医療はすでに出来上がった病気そのものをみて治療しています。例えばがんの病巣が見えた、脳梗塞巣が見えた、血糖の数値が高いのを確認した、腎臓機能の数値が悪いのを確認したなど、それに対して治療します。しかし、病気が見えるようになるには、必ず目に見えない段階の病気の根があります。いきなり病気が現れることはありません。この病気の根こそが、病気を防ぐ力の低

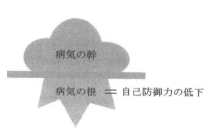

出典：「還元電子治療の手引き」10p

下を意味しています。還元電子治療は病気の根を抜く医療であり、低下した自己防御力を回復するための医療なのです。

現代医療は誠に優れた医療ですが、その盲点は病気の根を残していることです。そのため病気の完治が難しいのです。「病気が消えそうで消えない、治りそうで治らない」それが現代医療です。今のところ健康な方も、すでに病気療養中の方も還元電子治療は直に病気を治療することはできませんが、病気の根を抜くことができます。ぜひとも還元電子治療を取り入れて、最期まで健康を貫き楽しい人生を過ごされるよう切に願っています。

（『還元電子治療の手引き』Ｐ１〜３、７、９、１０より）

還元電子治療についてもっと詳しく知りたい方は、下記を参照し、堀口先生に直接お問い合わせください。

〒 762-0025　香川県坂出市川津町 3329-14
医療法人社団 健翔会 堀口医院
院長 堀口 裕 先生
（電子免疫治療研究会　代表世話人）

TEL：0877-45-8686　FAX：0877-45-8883
E-mail：info@horiguti-hp.jp
HP：http://www.horiguchi-hp.jp →
※オンライン診療も実施しています

◎第5章のまとめ

・腸が健康な状態でなければ免疫機能が十分に働かず、そのためには自律神経のバランスが保たれていることが大事である。
・自律神経のバランスを整える、笑う、感動の涙を流す、メリハリのある生活を送る、体を冷やさないことを意識する。
・不健康になる「口呼吸」や、猫背などの「悪い姿勢」を避けて、「人間関係のストレス」は早期に解消できるよう相談する。
・女性は妊娠中に歯周病になりやすいため、歯科検診を受ける。

第6章　歯科医療に想う――「良い歯科医院」とは

「良い歯科医院」とは、どのような歯科医院か？

多くの患者さんがこの疑問に悩んでおられると思います。

歯周病を予防し、人生の終わりまで自分の歯で食事できるようになるためには、どのような歯科医院に通院するべきか。

あくまで私の個人的な見解ですが、最後にお伝えしたいと思います。

私が町医者として歯科総合医（口腔総合医）を目指す理由

歯科医になりたての頃、口腔外科の講演会に行った時のことです。

口腔外科の大学教授（歯科医師）が「外科処置後の補綴（入れ歯など）については、私は専門ではないので全くわかりません」と、自慢げに話されました。私は町医者としてその言葉に、大きな違和感を覚えました。

大学病院では、歯科は複数の専門科に分かれています。また、そうした専門医制度は、医療の進歩や発展には不可欠です。しかし、診療内容ごとに担当医が変わると「病気を診て人を診ず」という状態になりがちで、患者さんとの信頼関係の構築が難しくなってしまいます。

歯科医師が開業して標榜できる診療科目は「歯科」、「歯科口腔外科」、「小児歯科」、「矯正歯科」の4つですが、〝地元の町の歯医者さん〟を訪れる患者さんは、多彩な口腔関連疾患で来院されます。そのため、「狭く深く」ではなく「広く深く」をモットーにした総合歯科医こそが理想であると、私は考えています。

私は好奇心旺盛で、大学卒業後から今まで、あちこちの研修会、講演会、勉強会等に参加して、幅広く学んできたつもりです。これは、母の影響です。母は戦時中、看護婦として病院船に乗り、ひどい外傷を負った人や、様々な内臓疾患を患っている人などに対応しなければならず、大変だったことを子どもの頃によく聞かされました。

歯科医院を開業する際、母が私に言ってくれた言葉は、今も心にしっかり刻まれています。

「どんな患者さんが来ても、しっかり対応できないとね」

当クリニックのホームページの医師紹介欄に、両手で足りないくらいの学会名や研究会名が並んでいるのは、そのせいです。

もちろん、私の手に負えない症状は然るべき医療機関を紹介しますが、例えば都内の医療機関だったりすると、患者さんにとって通院が大きな負担になります。可能であればかかりつけ医で完結するに越したことはないでしょう。私の不勉強や技量不足のために紹介状を書かなければならないときは申し訳なく、残念に思います。

変えてはいけないもの、変わらなければならないもの

「地域のかかりつけ歯科医として、歯科総合医を目指して幅広く学び貢献する」

これは私個人の性格や考えによるものですが、それとは別に、開業した歯科医師が学びを続けるべき理由があります。ご存じのように医療の知識や技術は日進月歩の勢

いで進化し続けているからです。

私は現在、日本大学松戸歯学部感染免疫学講座の客員教授という立場ですが、休診日には現役の学生さんたちと一緒に、歯周病の授業や実習に参加したり、大学病院歯周科の診療風景を見学することがあり、新しい発見があったりします。

私が学生だった40数年前は、歯周病菌がどのような菌なのか、まだ明らかにはなっていませんでした。むし歯菌すら3年生まで「乳酸菌のようなもの」と考えられていたのです（現在はむし歯菌＝ミュータンス菌が常識となっています）。

その後も口腔疾患を引き起こす細菌の性質や感染の仕組みが次々と解明され、細菌学と免疫学の領域が一部融合することによって、新たな発見や効果的な治療法の構築が進んでいきました。治療に用いる素材も、より良いものが開発されました。

新しい知識を学び、技術を体得し、新素材の扱い方を理解したとしても、その全てをすぐに導入できるわけではありません。保険適用の可否や器材導入費用、スタッフ等、種々の問題をクリアしなければなりません。

それでも、患者さんにより良い治療を提供するために、実現できそうな治療を選択し、材料を発注してテストを行って、問題なくできると判断したものから徐々に取り入れています。

このような歯科の発展に加えて、少子高齢化や医師不足、在宅医療の重視といった社会の変化もあり、歯科医師が関わる領域は少しずつ拡大し変わっています。

その一例を紹介しましょう。

【摂食嚥下機能の評価】

食べ物を口に入れて咀嚼し、飲み込んで、喉から胃に送り込むまでの動作を「摂食嚥下」といいます。この摂食嚥下がうまくできなくなると、食べ物を噛めない、飲み込めない、むせたり咳き込んでしまうなどの症状が出るようになり、脱水や誤嚥性肺炎などの原因にもなります。

２０１８年における日本人の死因の第5位が肺炎であり、そのほとんどが高齢者の誤嚥性肺炎です。このため、高齢者介護の分野では誤嚥を減らすことが大きな課題となっています。

以前は耳鼻科の先生が鼻から内視鏡を入れて、食べ物を飲む込み際の動きを観察し、口や喉に食物が残っていないか、喉に異常はないか等を確認して、どの程度の摂食嚥下機能が残っているかを評価していました。その結果をもとに、患者さんに適した食事形態（普通食、きざみ食、ミキサー食など）や姿勢、必要なリハビリ方法などの指示を出していました。

今では、歯科医師も訪問診療等で、嚥下内視鏡を用いた検査ができるようになりました。歯科医師を対象とした講習や実習が催され、国家試験にも摂食嚥下に関する問題が多く出題されています。

【睡眠時無呼吸症候群】

これは取り入れられてから、かなり経ちます。内科や呼吸器科との連携が進み、睡眠時無呼吸症候群と診断された患者さんが、歯科医院に来院することがあります。治療に有効なマウスピースを作成するためです。

一般的には内科や耳鼻科でシーパップ（ＣＰＡＰ：鼻にマスクを装着し、圧力をかけた空気を送り込むことで気道を広げる機械）が使われますが、旅行や出張などには持ち運びが大変で、その時だけでもマウスピースでしのげればと考える患者さんがたまに来院します。

軽度の睡眠時無呼吸症候群で「睡眠中に口呼吸になっている」ことが原因と考えられる場合は、口が開かないように唇に貼るテープを勧めます。このテープのみで改善するケースも、何例か経験しています。

眠っている時に口呼吸になると、口が開いて舌が喉の奥に落ち込んでしまい、気道を塞いでしまいます。テープで口を閉じておけば、下顎がほんの少し前に出るからかもしれません。

このテープは睡眠時の無呼吸を防ぐこともあり、さらに睡眠時の鼻呼吸が誘導されるため、大変有効なものです。

【漢方薬の処方】

近年は「口腔内科的治療」も注目されています。

口腔内科では、歯を削る、抜歯する、歯肉を切除したり薬を塗布するといった外科的アプローチではなく、他の疾患との関係性や口腔内の状態から、適切な検査や投薬を行って口腔疾患――特に不定愁訴と呼ばれる口腔の不快感等の改善をはかります。

その中には漢方を用いた薬物治療も含まれており、現在は１１種類の漢方薬が処方可能となっています。

たとえば、「口が乾きやすい」、「唾液があまり出ない」といった症状でお悩みの患者さんには、口腔乾燥症に効果がある漢方薬があることをお伝えし、ご希望があれば処方します。大きな手術をしたばかりの患者さんや、がんの治療で体力が落ちている患者さんに、体力低下に効く漢方をお勧めしたりします。

私は以前から漢方治療に興味があり、研究会に所属して勉強を続けています。とてつもなく奥が深い領域なので、何年学んでもまだまだですが、歯科で処方できる漢方薬の種類は今後も増えると期待できるため、しっかりと続けます。

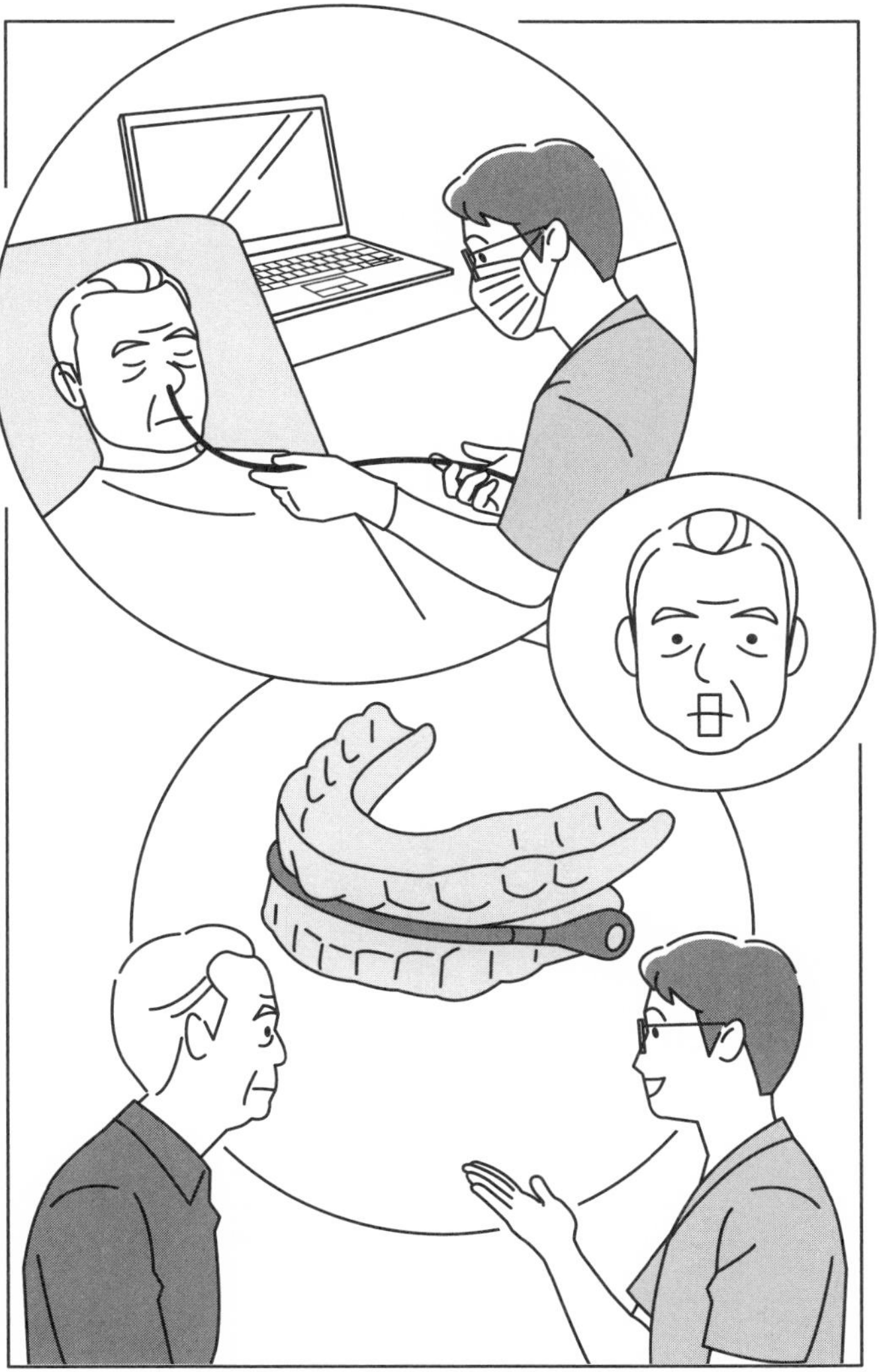

摂食嚥下機能の評価や、睡眠時無呼吸症候群の患者さんへの対応、漢方薬の提案なども行っている

変えてはいけないこと――心を込めた治療をする

「当院には、遠方から飛行機や新幹線を使って通院してくれる患者さんがいるんですよ」

大昔、そんなふうに自慢する院長先生がいらっしゃいました。おそらくその歯科医院には他にはない先生の魅力や特別な治療方法、医療機器などがあったのでしょう。

都内で開業した先生の中には「すぐ近くに新しくてキレイな歯科医院が開業することもあるから、最新の治療技術や最先端の治療機器を導入しなければ、あっという間に患者さんをとられてしまう」と、日々臨戦態勢で医院経営を行っている方もいます。YouTubeでも、CT、マイクロスコープ（手術用顕微鏡）、CAD／CAM（口の中をスキャンして詰め物や被せものを1日で作るシステム）の「三種の神器」が揃っているところが良い歯科医院だ、と主張する動画を見たことがあります。

ですが私は、技術や設備で他院と競争する視点ではなく、目の前にいる患者さんが健康な毎日を過ごせるように、今必要なことを心を込めて治療することが、一番大事だと思っています。

医療は科学ですから、本来は誰が治療しても同じ結果にならなければいけません。ですが、実際は違います。

同じ症例であっても、一人の歯科医師が１０人の治療を行ったとき、その結果はひとつとして同じにはなりませんし、治療を受けた患者さんの感想も異なります。また、１０人の歯科医師が同じ症例を治療しても、やはりそれぞれの結果は違ったものになるでしょう。そこには患者さんの体質や歯並び、噛み合わせ、清掃状態など、さまざまな異なる条件が存在し、歯科医師の技量も影響していることは間違いありません。

糖尿病で内科を受診し、仮に１０人の内科医の診察を受けた時、その診断や治療方法、結果には、あまり大きな差は出ないと思います。しかし、歯科はそうではないのです。

このことに気がついている患者さんは、どこの歯科医院に行けばいいのだろうと迷います。

私は、患者さんが治療を受けているときの気持ちや、歯科医院への信頼の度合いが大きく関わっているように感じます。

とくに歯周病の治療は、医院で行う治療よりも、毎日のケアが大事です。「先生やスタッフさんの言うことを守っていれば、必ず治る」と患者さんに信頼してもらえなければ、どのような治療や指導をしても、良い結果は出ません。

当クリニックに通院する歯周病の患者さんたちが治癒に向かってくれているのは、私や歯科衛生士が伝えたことを頑張って続けてくれているからです。その理由は、

「健康な歯を取り戻してほしい」

「ずっと自分の歯で食べられる人生を送ってほしい」

という私たちの気持ちが伝わっているから――そう、思っています。

ただし、すべての患者さんにこの気持ちが伝わるわけではありません。どれほど心を込めて治療をしても、なかなか治らない患者さんもいます。それは私の努力不足や技量不足も否めませんが、最終的には人としての相性の問題と捉えています。

変えてはいけないこと――「良い歯科医院」は総合サービスである

患者さんが歯科医院の感想を書き込むサイトを見てみると、その評価が治療の良し悪しだけではないことがわかります。

「治療はとくに問題ないが、スタッフが無愛想だった」

「先生は良かったけど、受付の態度が悪かったので二度と行きたくない」

このような書き込みは、決して少なくはありません。

つまり、歯科医師の技術はもちろん、スタッフ全員が患者さんに好かれる対応をしなければ、患者さんから良い評価をいただけないのです。

昔は、患者さんに対して横柄な態度をとる歯科医師をよく見かけました。「先生は偉い人で、患者は言うことを聞かなければいけない」という感覚があったのです。

しかし30年ほど前から、そのような感覚は薄れていきました。先生が偉そうにしていたり、怒ったりする歯科医院は、患者さんから嫌われてしまい、どんどん廃業していきました。患者さんが歯科医院を選ぶ時代になったのです。

そのころから、歯科医院でも接遇が重視されるようになりました。一時期はＪＡＬなどの航空会社から講師を招き、基本的な身だしなみや言葉遣い、敬語の使い方や電話対応のノウハウ等を教わるサービス研修が流行ったりしました。

歯科医院が患者さんに提供するのは医療だけではなく、「安心して治療を受けてもらうためのサービス」も含まれているのです。

ただし、美容院や整体院、飲食店なども含めて、万人が好むサービスを提供できる店はありません。

「友人が勧めてくれた店に行ってみたけど、自分にはイマイチ良さがわからなかった」

「自分が気に入っている店に家族を連れて行ったけれど、期待していた反応は得られなかった」

そのような経験はないでしょうか。

美容師も整体師も調理師も、専門職です。自身の専門技術を駆使してサービスを提供しています。ですが、顧客はほとんどが門外漢の一般人であり、その専門技術のレベルを測ることはできません。

たとえば肩こりがひどくなって整体院でほぐしてもらったとき、この症状に対してその施術が果たして適切なのか否かは、一般人には判断できません。そのため、サービスを受けたときの印象や感想が、評価の軸になります。

「すごく痛かったけど、体がスッキリして軽くなった。よく効いた」

「コリはとれたけど、もっと痛くない方法があるはずだ、あそこはヤブだ」

歯科医院も、このようなサービス業と同じです。

患者さんは、歯科の専門知識や技術を持っていません。最近はインターネットでいろいろ調べることができますし、歯科の最新設備や最新技術に関する知識を得ることも可能でしょう。しかし、それを用いることが適切かどうかの判断は、別の話です。

その判断は、歯科医師が自身の治療経験や、学会等から得た最新情報、患者さんの体質や生活環境などを総合的に鑑みて行っていることです。歯科医師ではない患者さんの立場では、これらの判断材料を得ることができません。

ですから、患者さんは治療を受けた感想で評価するしかないのです。

患者さんは歯科医院を〝相性〟で選んでいい

「良い歯科医院とは、どのような医院ですか？」

この問いに、私は次のように答えます。

「患者さんと先生（含スタッフ）との相性が良い歯科医院です」

歯科医師であれば、患者さんの口の中を見れば、ある程度は担当医の技術力をはかることができます。それをもとに「高い技術を持つ歯科医師」の条件をいくつか挙げることは、可能かもしれません。

ですが、その条件を満たしているかどうかを、患者さんは判断できません。そして、患者さんが歯科医師や歯科医院に求めていることは、そういった技術ばかりではないと思っています。

私の母親は結婚と同時に看護の仕事を辞めましたが、貧しく生活費を稼ぐために婦人服を仕立てる内職をしていた時期がありました。お客様が購入した生地を使い、ど

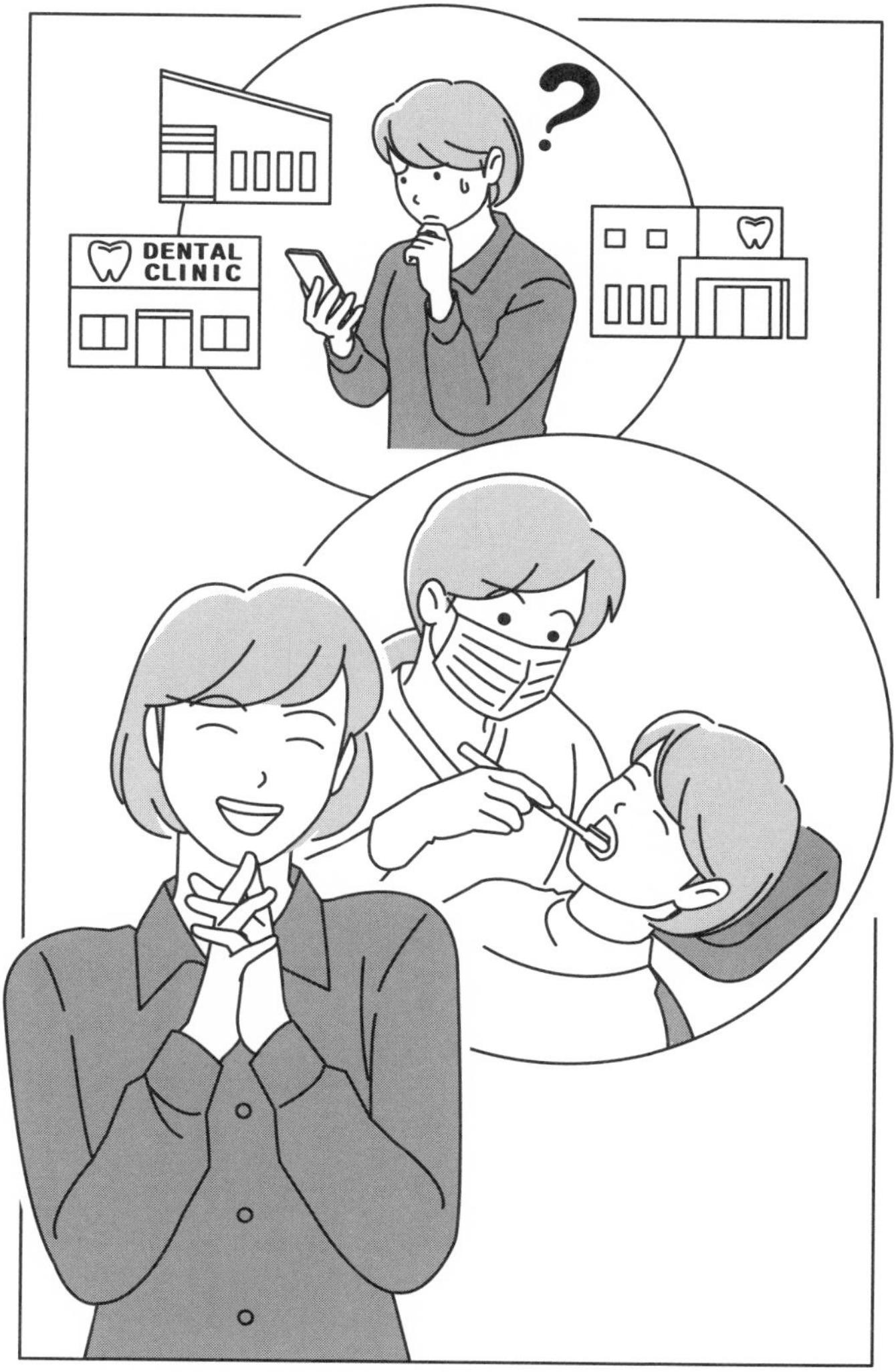

インターネット上にある“他者の評価”よりも
実際に治療を受けたときの“自分の感想”で評価する

のようなデザインが良いのかを確認して型紙を作り、仮縫いし、洋服を作り、報酬を受け取るのです。

そのとき、希望通りのデザインで作ったにも関わらず「ここは、こうじゃない」と何度もやり直しを要求してくるお客様もいたそうです。

「そういうお客様は、こちらがどれだけ心を砕き、努力しても、決して満足してくれることはなかった」

そんな話を、子どもの頃に聞いたことがありました。当時は「そういうものなのか」と漠然と受け止めていましたが、歯科医師になって患者さんの治療をする中で、この言葉を実感できるようになりました。

たとえば入れ歯を作ったとき、私自身は「完璧な入れ歯ができた」と思っても、患者さんからは「厚ぼったい」「色が悪い」などの不満が出て、何度調整しても満足していただけないことがありました。一方で、同じくらい手応えを感じた入れ歯に対して「ぴったりです」と喜んで、長く使ってくださった患者さんもいらっしゃいました。

既存の患者さんの紹介で来院してくださった新しい患者さんも、続いてくださる方がいる一方で、短期間で来なくなってしまう方もいらっしゃいました。

先ほど述べたように、これは私の技術不足もあるでしょうが「人としての相性」が主な原因と考えています。

歯科治療に対する患者さんの評価は、主観的な感想です。前向きな感想が生まれるかどうかは「その先生を信頼できるか否か」であり、信頼の有無は技術の高さよりも、第一印象や雰囲気、話し方や表情、ポリシーなど、極めて個人的な要素に対して「自分が好ましく思うかどうか」にかかっているのではないでしょうか。

「親がずっとこの歯科医院に通院していたので、自分も幼い頃から世話になっている。最近は自分の子どもを含めた3世代、ここで診てもらっている」

歯科医院には、このように世代を超えて通院し続けてくださる患者さんがいます。当クリニックにも、数組いらっしゃいます。

他の歯科医院に行かないのは、そこで特別な治療が受けられるからではありません。おそらく一番の理由は、

「ずっと診てもらっているから、何となく……」
「先生やスタッフさんとは長年の付き合いで、自分のことをよく知ってくれているから、安心できるし……」

このような、理屈ではない感覚や気持ちだと思います。

「良い歯科医院」には決まった条件などなく、患者さん一人ひとりが極めて個人的な理由で歯科医院を信頼しており、それをあえて表現するなら「人としての相性」になると、私は考えています。

すでに何年も通院しているかかりつけの歯科医院があるなら、その患者さんはその歯科医師やスタッフを信頼しているはずです。そこで治療を受けることが患者さんにとって一番安心であり、「一番良い治療」なのではないでしょうか。

まだかかりつけの歯科医院がなく、これから「良い歯科医院」を探すのであれば、まずは身近な人に話を聞いて情報を収集し、いくつかの歯科医院に飛び込みで相談をしてみてはいかがでしょうか。

そして最初に「この先生、良い感じだな」、「この医院の雰囲気、好きだな」と感じたなど、いわゆる〝第六感〟を大切にして、しばらく通院してみてください。自分の歯を大事にしたいこと、そのために何をすればいいのか、何がしたいのかを遠慮せずにどんどん伝えてください。先生やスタッフがその気持ちを受け止めて応えてくれたら、そこがあなたにとって「一番良い歯科医院」になるかもしれません。

あとがき

最後までお読みいただき、ありがとうございます。

「人生は出会いだ！」と、よく言われます。これは人ばかりではありません。旅先の景色だったり、顕微鏡で見たものだったり……初めて見たり知ったものを挙げたら、きりがありません。

その出会いがきっかけで、人生まで変わることさえあります。

すなわち、人生は出会いの積み重ねで成り立っていると言えましょう。

実はこの本を書き終える頃、美容サロンの女性経営者とお話しする機会があり「美容スタッフが足りない」という話題になりました。

「美容に興味のある女性は、ごまんといるのでは？」とお尋ねしたところ、今いるスタッフは、全員お客様だったそうです。自分が受けた美容指導でお肌が見違えるほどキレイになり、自信がつき、感動した人達なのだとご説明いただきました。

女性経営者はおっしゃいました。「感動しなきゃダメなんだよ！」と。

まさかその場で「感動」という言葉が出るとは、夢にも思っていませんでした。内心ドキッとながらも、「そうなんだ！ みんな同じなんだ」と、とても嬉しくなりました。また、言われてみれば当たり前のことだと気づきました。

私はこの本で、３つの感動について述べましたが「大層に書いたけれど、たいしたことではないのかもしれない」と、少し感じていました。

しかし、その美容スタッフの中には「もっと多くの人にこの感覚を味わってもらいたい」と願い、独立してサロンを始める人もいるとお聞きして、やはり感動は人を変えるのだと実感しました。

また、サロン通いを2、3年さぼって、シワだらけになって戻ってくる人もいるそうです。そんなところも、歯科とそっくりです。

いま本を執筆中で、完成したら一冊お渡しする、という約束もしました。果たして彼女にも「美容サロンと同じだ！」という感想を持っていただけるのか、今から楽しみです。

歯科のメインテナンスに通う人も、美容サロンに通う人も、その他大勢の人も、いつか最期を迎えます。人の生きがいや生死観は多種多様であり、どのような最期であってもそれが本人の望むところであれば、良しとするでしょう。

私や、私の周りにいるたくさんの人たちが望んでいる最期は「ピンピンコロリ」です。元気に毎日を過ごし、夜が来たから寝て、朝になったらいつもと同じ寝顔のまま息を引き取っていた……。本人も周りの人も「あんなに元気だったのに、どうして急に？」と首をかしげるような、「でも、最後まで元気で、好きなことができていたね」と少し笑顔になれるような、そんな最期を迎えられたら幸福だと思います。

ですが今、日本は「少子高齢化」という最大の課題に直面しています。これに伴う「介護」における社会問題は山積し、解決の目途はたっていません。

「長生きして、自分の介護で家族や他人に迷惑をかけたくない」

そのように考えてしまう人もいるでしょう。その気持ちは、よくわかります。私自身も介護が必要な状態になることを、全力で避けたいと考えています。

一人でも、少しでも、健康寿命を長くする。

これが現代社会が求めていることであり、高齢者本人とその家族の願いではないでしょうか。

歯科医師である私にできることは、歯周病のメインテナンス治療を通して、歯周病を克服し、他の全身疾患に対しても身体の防御力を高めることです。それが、患者さんが健康で過ごせる時間を増やし、いつか迎える最期が「ピンピンコロリ」となる……そんな人生に貢献できると信じています。また明日も、歯周ポケットを測りながら……。

阿部 和正

令和5年7月吉日

参考文献

『月刊糖尿病ライフさかえ』第63巻　第2号、第3号、第4号
小方頼昌 執筆「いつまでも健口生活」（公益社団法人日本糖尿病協会）
『歯周療法の基礎〈第6版〉』飯塚哲夫 著（ストマ）
『人は口から老い口で逝く―認知症も肺炎も口腔から』落合邦康 著
（日本プランニングセンター）
『病気の根を抜く医療』堀口裕・島袋隆 著（アピックス）
『還元電子治療の手引き』堀口裕 著
『歯周治療のガイドライン　2022』特定非営利活動法人　日本歯周病学会　編
（医歯薬出版）

【著者プロフィール】
阿部 和正（あべ・かずまさ）
医療法人社団　友愛会　友愛歯科クリニック　理事長・院長
日本大学客員教授　博士（歯学）
日本大学松戸歯学部卒業
明海大学歯学部微生物学講座研究員、日本大学歯学部細菌学講座兼任講師を歴任。現在、日本大学松戸歯学部感染免疫学講座並びに同付属病院歯周科に所属

＜所属学会＞
日本口腔外科学会、日本口腔インプラント学会、日本歯周病学会、日本矯正歯科学会、東京矯正歯科学会、日本歯科薬物療法学会、日本顎関節学会、日本顎咬合学会、日本歯科基礎学会、日本細菌学会、日本性差医学・医療学会、日本口腔衛生学会、日本歯科医史学会、日本歯科東洋医学会、日本統合医療学会

＜所属研究会＞
電子免疫治療研究会、日本自律神経病研究会、近代口腔科学研究会、日本ドライマウス研究会、日本禁煙推進医師歯科医師連盟、歯科喫煙問題研究会、クリニカルオルソドンティックススタディクラブ、ホルミシス臨床研究会、古今東西の会

ピンピンコロリは歯周病の克服から
　―“1日30分間の歯磨き”であなたの健康寿命は延びる！　―

2023年8月10日　初版発行
著　者――阿部和正
発行者――高木伸浩
発行所――ライティング株式会社
〒603-8313　京都府京都市北区紫野下柏野町22-29
TEL：075-467-8500　FAX：075-468-6622
発売所――株式会社星雲社（共同出版社・流通責任出版社）
〒112-0005　東京都文京区水道1-3-30
TEL：03-3868-3275

装幀デザイン：株式会社 Tokyo Edit　　挿絵：jyuri-
印刷製本：株式会社渋谷文泉閣

ISBN：978-4-434-32584-7　C0047　¥1500E